Healthy

fruits and vegetables

何食能安心

擁抱當令
鮮蔬果!!

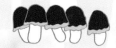

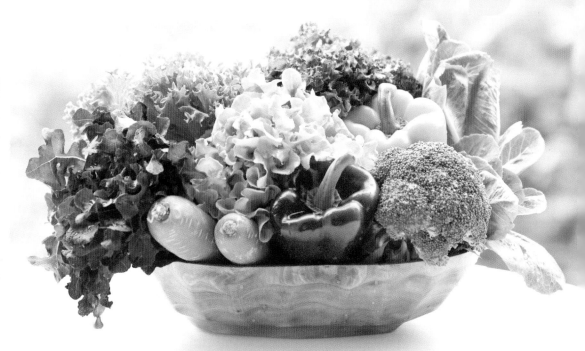

負責任的生態飲食——新鮮、當令與在地

壽命延長≠活得更健康,多吃蔬果拒絕慢性病!
怎麼選?如何吃?就看食品專家怎麼說。

顧祐瑞 著

滿心歡喜，大快朵頤
——吃蔬果，何樂不為

　　如果問有沒有人要健康，應該沒有人不要。人人都要追求健康，但是要得到健康，是要付出代價的，除了要花費金錢、時間，生活中還要配合運動、飲食、保健等——健康是無法不勞而獲的。

　　勸人吃素，不是筆者編寫本書的目的，如能在日常飲食中適度攝取（其實多多益善）蔬果，可以促進健康的道理，已有很多學者專家呼籲、證實，本書中也有描述，至於要怎樣吃、怎樣選擇蔬果、怎樣從吃蔬果得到樂趣和健康，則是筆者想要透過這本書，告訴大家。

　　本書Part 1及Part 2，以短文的形式，介紹蔬果及飲食的常識，Part 3起按照季節介紹四季蔬果，並提及蔬果的產地，因為對的季節和產地，代表新鮮、品質，而且價格低廉，「俗擱大碗」才能大快朵頤，攝取更多的植化素和纖維素，吃好吃的蔬果也是一大享受！

　　本書介紹的蔬果，都是寶島臺灣有生產的，也就是很容易從菜市場或超市購得，平常百姓日常食用的蔬果。在內容　中帶入中醫的看法和理論，對應西式營養學的敘述和藥理作用，筆者認為蔬果並非只是維生素、礦物質和醣類的組合，中醫的論述更適合國人參考。此外，蔬果選購和實用的注意事項，也極具參考價值，一書在手，買與吃蔬果的常識，無人能及。

顧祐瑞

2012.8

目次

序

Part 7 全年可買的蔬果   218

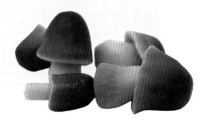

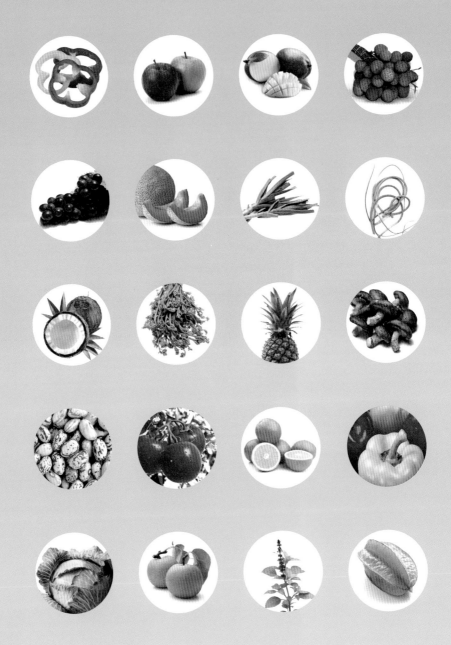

Part 1 蔬果主張

「新鮮、當令、在地」
負責任的飲食

　　健康是人生的第一財富，自古以來，健康長壽是每一個人的願望，尤其在這個科技飛速發展，物質生活水準日益提高，精神生活不斷豐富的今天，健康長壽更是人們的理想。

　　但是，現代人的健康卻也面臨了四大困難：

◎快節奏的生活，沉重的工作壓力。
◎過度講究衛生、舒適、自我保護。
◎環境污染，生態失衡。
◎交通便利，使得疾病傳播快速。

　　怎樣才能有備無患？除了運動及心理調適外，更重要的就是飲食，古人說：「養生之道，莫先於食」，合理的飲食，可使人身體強壯，益壽延年；飲食不當則是導致疾病和早衰的重要原因之一。

　　飲食影響健康，無庸置疑。那麼要如何吃，就是個學問了，健康的飲食，其首要關鍵在於該如何選擇食物。

　　「新鮮、當令、在地」是選擇食物的標準，以這3個標準作選擇，才稱得上是健康的飲食，亦是一個負責任的飲食。

　　順應天時選擇蔬果的原因，不僅是為了捕捉因應四季變換的大地所孕育出來的生鮮蔬果，其盛產時期所蘊藏的極致豐美、儷人香氣和飽滿質地肌理，同時也是在追求安全、健康並兼顧環境

的飲食。

《本草綱目》中，也有相類似的記載如：「正月蔥，二月韭」。即說明了1、2月是對人體最有益處的食蔥和韭的季節。

每一種蔬果都有最適合的生長季節，我們稱之為「當令蔬果」。雖然，隨著蔬果品種的改良、農業技術的進步，栽培非當令蔬果已經不是難事，也就是說，只要是任何你想吃的各種蔬果，幾乎一年四季都能吃得到。不過，由於非當令蔬果在不適合生長的季節裡體質較弱，因而需要使用較多的農藥來保護，而且價格比當令蔬果昂貴。

「新鮮」、「當令」的蔬果作物，多數是在符合節令長出來的食物，農藥及化學肥料用得較少；而那些非當令的蔬果作物，因為天候環境不適合生長，通常需要施以較多的農藥及化肥，甚至使用生長荷爾蒙使其快速生長，不只食物本身不安全，也危害到了整個生態環境。

因此，當我們在挑選食材時，對於食物的外表不要過度要求，外表美麗的食物，往往有更多的「外加之物」（如肥料、農藥）。

「食物里程」通常是指從產地送到嘴巴的距離，距離愈遠，消耗能源愈多，排出更多的二氧化碳，反而替地球增加愈多的負擔。在溫室中栽培或是由國外進口的蔬果，都會增加種植的成本及運輸、環保成本。

追求安全、健康並兼顧環境的飲食，才是愛地球的「生態飲食」。

「在地」的食物，直接縮短了食物里程的距離，也減少不必要的能源耗費，及二氧化碳的排放。同時，也能減少對進口食物

的依賴，此點，不但有助本土農業的發展，也保護了地球的生態。所以，在地的食物，才可能既便宜又新鮮！

　　了解懷石料理的人，都深知新鮮、當令和在地的食材是此種料理的最大特色。懷石料理沒有特殊的烹調，其呈現的正是本書強調的——「新鮮、當令與在地」。

蔬果王國—臺灣

　　臺灣出產的水果種類從熱帶、亞熱帶到溫帶水果都有，在中、北部平地適合亞熱帶水果的生產，南部地區適合熱帶果樹的栽培，高海拔山地（1500～2500公尺範圍內）則適合落葉性溫帶果樹的種植，如梨、蘋果、水蜜桃等。每一種水果的產期各有不同，可全年供應不斷，因此，說臺灣是水果王國，一點也不為過。

　　就種植面積而言，水果類僅次於稻米，為第二大宗作物，種植面積總計達23萬公頃左右，其中面積1,000公頃以上者按多寡順序，依次為柑橘、芒果、荔枝、龍眼、梅子、梨子、蓮霧、香蕉、鳳梨、李子、芭樂、葡萄、釋迦、椰子、木瓜、桃子、楊桃、柿子、棗子、枇杷、蘋果等。

　　香蕉和柑橘是臺灣最重要的水果，頗受消費者歡迎。柑橘同時也是主要的外銷水果之一，其主要品種有椪柑、柳橙、桶柑、柚子、檸檬、葡萄柚等。

　　利用園藝技術來調節水果的產期，不但能配合市場需求，同時也可使產量和品質提高。葡萄、梨、蓮霧產期的調節就是一個

最佳範例。其中臺灣的葡萄栽培技術已發展到一年可收穫3次之紀錄。

　　臺灣位於熱帶與亞熱帶的氣候區，全年皆能生產蔬菜，種類繁多，約有180餘種，主要食用的蔬菜種類約100種。如每年5～9月，夏季可生產暖季蔬菜、秋冬季可生產冷季蔬菜。主要出口蔬菜種類為毛豆、紅蘿蔔、菇類及薑。

　　蔬菜類栽培面積佔第3位，僅次於稻米與水果，總種植面積約17萬公頃，整體來說，各產地產量的多寡，依序為雲林、屏東、彰化、嘉義及臺南。

　　依種植面積比例多寡排序，重要的蔬菜種類包括：竹筍、毛豆、甘藍、大白菜、蒜頭、蘿蔔、番茄、小白菜、青蔥、花椰菜、扁蒲、紅蘿蔔等。

　　而蔬菜依食用部位之不同，分為根、莖、葉、花、果菜、蔥，及食用菇類等。

（一）根菜類主要為蘿蔔、紅蘿蔔、牛蒡。

（二）莖菜類包括竹筍、筊白筍、蘆筍、大頭菜、芥菜心、芋頭、薑、馬鈴薯、蓮藕、荸薺等。

（三）葉菜類則為我國最主要之蔬菜種類，包括高麗菜、芥藍、小白菜、大白菜、芥菜、菠菜、莧菜、空心菜、茼蒿、芫荽、芹菜等。

地中海飲食

　　所謂的「地中海飲食」法，並非是一成不變的食物組合。由

於在宗教、文化和主要農產品等方面不盡相同，環地中海16個國家的飲食內容也略有差異，儘管如此，「健康」和「簡單」是其中的兩大原則，地中海飲食具有下列特性：

◎大量食用蔬菜水果、豆類、穀類及堅果。
◎食用當季、新鮮、當地生產、極少加工處理的食物。
◎精製糖及蜂蜜一星期的食用次數不要過多。
◎家禽類和魚類為主要肉食來源，較少食用紅肉。
◎適量飲用紅酒，或在料理中加入紅酒烹調。
◎以橄欖油為日常食用油。

地中海飲食源自於典型的重度勞動階層，最早是指收入少而有能力吃得起肉的窮人飲食文化，它泛指希臘、西班牙、法國和義大利南部等位處地中海沿岸各國，以蔬菜、水果、海鮮、五穀雜糧、堅果和橄欖油為主的飲食風格。世界衛生組織（WHO）曾公開推崇「高纖、高鈣、抗氧化」的地中海飲食法，是促進人體健康、長壽，使人充滿活力的最佳飲食法。

值得一提的是，地中海區域的居民不單是烹煮調配均衡飲食，他們也喜歡在平和安靜中慢慢地享受美食。其放鬆的目的就是要好好消化，完全享受人生。

在1960年代，這些地區的成年人冠狀動脈心臟疾病、部分癌症、部分與飲食相關的慢性疾病罹患率最低。傳統的地中海飲食，由於其烹調方式儘量避免加工過程，少鹽並以香料取代，強調使用當季生產的新鮮食物，所以能提供大量的礦物質、維生素、纖維及其他被認為可以提升健康的植物性化合物。

橄欖油是地中海地區人們的主要脂肪來源，橄欖油含高比例的多元不飽和脂肪酸，也是維生素E的豐富來源。

　　不過，地中海飲食並非素食，此種飲食仍包含動物性食物，因此維生素B_{12}及鐵的來源也不虞匱乏，其飽和脂肪酸也較低。

　　許多流行病學者強烈贊成經常食用植物性飲食，可以降低癌症發生的機率。橄欖油被認為能夠預防乳癌；學者認為，大量攝取蔬菜或β-胡蘿蔔素與降低乳癌罹患率有相關聯。

　　這種攝取大量蔬菜水果，加上攝取其他預防癌症的營養素，且少量食用脂肪與蛋白質的飲食，在醫學研究上，認為這是一種健康取向的飲食。

　　曾幾何時，由於飲食文化的轉變（如速食文化的興起），這些採用地中海飲食的國家，如希臘、西班牙、義大利和葡萄牙等竟躋身歐洲體重過胖排行前10名。其中居冠的希臘，相較於歐盟56％超重人口中，有15％過胖，其問題更顯嚴重，它有3/4的人口超重，超過25％的人過胖。過胖的問題，不單是影響體形外觀而已，它還會引起糖尿病、高血壓、中風、腎臟病和癌症等疾病。專家甚至警告，有著過多肥胖人口的國家，很可能拖垮該國的健康照護體系，甚至阻礙經濟發展。

　　這就是速食文化的後遺症，含大量鹽、糖和動物油脂的速食，造成地中海沿岸居民過胖人數明顯持續地增加。針對地中海飲食對健康的影響，雅典醫學院研究了9個歐洲國家近7.5萬名60歲以上的老人，於2005年在《英國醫學雜誌》發表報告指出：相較於對照組，遵循地中海飲食者，其壽命增加一年，死亡率平均降低7個百分點。

　　其中，健康表現最佳的國家為希臘，其次是西班牙、義大利

和法國。殿後的荷蘭，其死亡率是希臘的2倍多。

　　研究指出，飲食習慣接近地中海風格的美國男性，相較於那些少用地中海風格飲食的男性，5年之內的死亡率少了將近21％；這個結果，也出現在女性身上。

　　美國國家退休人口飲食與健康研究院資助的研究計畫，總共研究了38萬名50～71歲的美國民眾。研究人員發現，不管是男性或女性，其飲食風格最接近地中海式飲食的民眾，死亡率最低，罹患心臟血管疾病和癌症的比率都有顯著的下降趨勢。

　　其中，對於那些並不肥胖的吸菸者，在嚴格採取地中海式飲食之後，他們的死亡率降低了將近一半。這可能是因為地中海式飲食會帶來抗氧化、降低血脂肪的效果，而這種效果帶來的好處，在吸菸者身上最為顯著。

　　研究者認為，地中海飲食是最簡單，最易於遵循的方式，因為它沒有任何的極端方式。

型態	地中海飲食	素食飲食
範圍	多指在地中海地帶種植橄欖樹的地區。	東方與西方都有，涵蓋哲學與宗教範圍。
定義	◎植物性飲食為主。 ◎當季、新鮮、當地生產且少加工處理的食物。 ◎橄欖油為主要脂肪來源。	個人定義不盡相同，主要分為全素、奶蛋素、蛋素食、奶素食、魚素食及半素食者。
對人體健康益處	減少冠狀動脈心臟疾病、癌症發生機率、預防某些慢性疾病。	降低慢性消化疾病罹患率、降低癌症發生率。

產銷履歷—替蔬果把關

　　人類的需求或欲望，可分為生存需求、相互關係需求及成長發展需求。對於食物的需求，原本是屬於生存需求的範疇，但隨著時代的變遷，人類對於食物需求不再只是停留在量的滿足，而是提升至質的追求。

　　從最基層之營養、安全及能支付的3項需求，分別為生理性、安全性與經濟性，此階段滿足後再向上提升為味覺或五官上之享受，在此階層之上為取得實務之便利性，於其上為促進健康，此為食補及醫食同源的概念，也就是希望能在攝取營養之際，也能具有促進健康之保健功效，最高層次則為提高生活水準與地位理想。

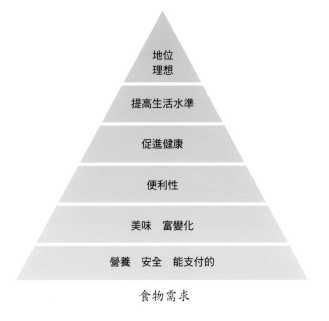

食物需求

民以食為天，愈是進步富足的社會，人們對於吃的安全就愈重視。

不斷發生的食品安全事件，使得消費者對於食品的來源，以及它的相關歷程，更想擁有清楚的資訊。

「產銷履歷」或是一般大眾習稱的「生產履歷」，其源自歐盟使用的「食品可追溯性系統」一詞。它的意涵是各類農、漁、畜產品與其加工品，在生產、加工、流通、銷售各階段所經的歷程，皆有紀錄可供購買的消費者查詢。此做法充分賦予消費者知的權利，以消除大眾對黑心食品、來源不明食品的憂心與疑慮。

對於食品來源的可追溯性，最早是在1996年，歐洲出現第2次狂牛症危機時，歐盟決定導入生產履歷制度來做為因應對策。

生產履歷制度是目前世界農業生產與消費的趨勢，各國做法雖有不同，但為使產銷過程透明化，維護消費者知的權利，都採取積極開放的做法。

畢竟，消費者最重視的是農藥、化學肥料殘留的情形及衛生狀況。

菜金菜土

臺灣的天氣大體而言，全年溫暖，四季中以春、冬的變化較大；夏、秋的變化較小，年平均溫度約為22℃，平均最低溫不過12～17℃。臺灣主要為亞熱帶氣候，南部屏東地區則屬於熱帶氣候。

在夏天，臺灣全島均屬高溫、高濕的氣候，加上強風豪雨的

侵襲，造成蔬菜生長之困難。每年6～9月平均氣溫接近30℃，雨量集中於兩個時期，4～5月為梅雨季，6～9月為颱風季，其中亦常有暑季暴雨（西北雨）及颱風大雨的侵襲。

臺灣冬季的氣候以中部的大安溪為界，大安溪以北氣溫偏低、多小雨，大安溪以南則乾燥、溫和，月平均氣溫15～20℃，適合蔬菜之生長，產量豐富。

臺灣每年4～5月的梅雨季，常造成蔬菜育苗之困難，而6～9月的暴雨、強風、高溫及高濕氣候不利蔬菜生長，因此蔬菜在夏季經常發生產量減少或受颱風及豪雨侵襲損害，造成短缺、青黃不接的情況，這就是夏季蔬菜價格較貴的原因。尤其在颱風過後，易遭水損的蔬菜，如蔥、小白菜、小黃瓜，價格動輒上百。

冬季氣候冷涼，原本就適合蔬菜生長，農民習慣生產裡作蔬菜（在稻作空檔時期搶種），常常生產過剩，發生產銷失衡，價格不僅未如預期，更是慘得連運費、採收的工錢都不夠。菜農乾脆把賣不出去的菜倒在路邊或田裡，和夏季成對比，菜價的爆起爆落，正是所謂的「菜金、菜土」。不過不論價格怎麼波動，一年之中總是菜金的時候少、菜土的時候多。

臺灣的蔬菜供應，雖然全年充沛，但冬、夏季產銷經常失衡，「菜金、菜土」年年上演，農夫與主婦苦不堪言。

冬季實在是個吃蔬菜的好季節，蔬菜種類多、少農藥、價格也便宜！

成也農藥，敗也農藥

農藥是植物的保護藥劑，它和人類生病時用藥的需要是一樣的，用錯藥或用藥過量都是有害的，用藥用得「恰當」，就能「藥到病除」，是良藥；用藥用得「不恰當」，就是「藥到命除」，是毒藥。

根據統計，如果不使用農藥（殺蟲劑），全世界農作物將減少35%，屆時饑荒的問題馬上會發生。那麼農業人力的需求將會大幅增加至10倍之多。

蔬果上的農藥殘留，只要不過量，對人體是不會造成傷害的，就如同我們每天必需吃的鹽，每天都少量吃它，對人體是有幫助的，但是如果大量吃，就會危及生命。

一般民眾因不容易得到農藥的資訊，對農藥的知識均來自「農藥自殺中毒案件」或「農藥殘留量」的媒體報導，因此，民眾對農藥毒性認知不足，常對農藥殘留產生很大的恐懼與不安。

要評估一種農藥安全與否，相當的複雜不易，尤其評估殘留農藥的安全更難，因為它無法於短期試驗中偵測出來。一般以「人類每日可以接受的攝取量（ADI）」來偵測，也就是說一個人終其一生（以70年計算）不斷的攝食該農藥量也不致遭受任何毒害，以此作為安全值的範圍。

我國地處亞熱帶，病害蟲問題特別嚴重。然而長期對化學農藥過分依賴和使用不當，會造成環境污染、農藥殘留等問題。

為了避免農作物遭到病、蟲、草的危害，農民在栽培過程中會使用農藥。又因化學農藥往往具有毒性，且不易分解，大量及長期施用的結果，往往造成環境污染、破壞生態平衡、病蟲害產

生抗藥性、殺害有益天敵生物及農藥殘留等問題。

如農藥噴灑於田間，本不該污染河川裡的魚貝類，但經由環境蓄積、食物鏈的生物轉移、生物累積濃縮，而使農藥跑到魚、牡蠣與貝類中。

愈是多層次的生物轉移，生物濃縮現象愈嚴重。由於它們造成的後遺症受到大家的重視，因此，化學農藥的限制使用已成為世界的趨勢。

早期生物農藥如尼古丁、魚藤精、除蟲菊精及一些植物油等，已用來防治蟲害。生物農藥是指自然環境中可做為防治病蟲草害用途的生物體，如動物、植物、微生物，以及衍生的天然產物。

生物農藥可區分為天然素材農藥、生化農藥及微生物製劑3類。

（一）天然素材農藥：

天然素材農藥是指不以化學方法精製或再加以合成的天然產物，如除蟲菊精、魚藤精、印楝素、菸鹼、皂素等。

（二）生化農藥：

生化農藥則包括以生物性素材經化學萃取或合成，並且其作用機制無毒害的昆蟲性費洛蒙、誘引劑、荷爾蒙、生長調節劑等，如甜菜夜蛾、甘藷蟻象的性費洛蒙等。

（三）微生物製劑：

微生物製劑是用於防治農作物病原、害蟲、雜草，或誘發農作物抗性的微生物，其有效成分經由配方所製成的產品，來源包括真菌、細菌、病毒、原生動物、線蟲等，一般是由自然界分離，也可以經過人工改良，如人為誘變、汰選或基因改造得到。

便宜又無污染的蔬果，似乎很難兼得。但是，安全使用農藥是可行的，確實清洗的蔬果讓安全無虞，假以時日，生物農藥也許可以全面取代化學農藥！

清洗蔬果有一套

　　蔬果清洗的主要目的，除了在於去除灰塵及可能存在表面的寄生蟲外，最重要的當然是洗掉可能殘留在表皮上的農藥，對於水果及生鮮蔬菜，除了去除果皮及外葉外，清洗是唯一減少農藥殘留的方法。

　　研究顯示，任何清洗方法只能去除殘留於表面的農藥，用水量的多寡會影響清洗的效果。不過，過度洗滌也可能造成營養成分的流失。一般而言，不建議使用清潔劑，因為可能又會造成清潔劑殘留的問題。

　　不知道從什麼時候大家已開始使用鹽水來清洗蔬果。其實，實驗證明，鹽水和清水的洗滌效果，幾乎沒有差異。鹽是一種穩定的化合物，雖無法分解農藥，但也不會讓農藥鎖在蔬菜上，不會愈洗愈毒。

　　使用鹽水洗菜可能可使蟲卵等較易掉落，但蔬果水分流失、鹽分進入，易造成蔬果脫水。久泡鹽水後，蔬果吸收鹽分，則不利腎臟病、高血壓患者食用。

　　蔬果清洗的方法如下：
　　◎清洗的最佳方式：「流動的水」。

◎應使用專用的刀具和砧板，以避免魚肉等類食物之污染。

◎烹煮時鍋蓋打開，讓農藥殘留順利蒸發揮散。

◎蔬菜經過烹煮，可以使一部分殘留的農藥因加熱而分解。
　蔬菜如要生吃，要徹底清洗。

◎蔬菜凹陷不平的地方較容易有藥物殘留，要加強洗淨：如
　甜椒、青椒、花椰菜等。

　甜椒、青椒有凹陷之果蒂，或花椰菜莖部等，易沈積農
　藥，應先切除再行沖洗。

◎包葉菜類：如大白菜、高麗菜。

‧大白菜、高麗菜應先去除外葉，再將每片葉片分別剝開，
　浸泡數分鐘後，以流水仔細沖洗。

‧玉米應除去包葉再煮，賣水煮玉米的小販常連包葉一起
　煮，是錯誤的做法。

◎小葉菜類：如青江菜、小白菜。

　應先將近根處切除，把葉片分開，以流水仔細沖洗，特別
　注意清洗接近根蒂的部分。

◎花果菜類：如苦瓜、小黃瓜。

　可用軟毛刷、以流水輕輕刷洗

◎根莖菜類：如蘿蔔、馬鈴薯。

　可用軟刷直接在水龍頭下以流水刷洗後再削皮。

◎採收期長的蔬菜類：如菜豆、豌豆、四季豆、韭菜花、胡
　瓜、小黃瓜、芥藍等。

　由於採收期長，為了預防未成熟的部分遭受蟲害，須持續
　噴灑農藥，因此農藥殘留機率較多，應多清洗幾次。

◎去皮類的水果：如荔枝、柑橘、木瓜等。

‧可用軟毛刷以流水輕輕刷洗，即便是香蕉，也應洗過再剝皮食用。

◎不須去皮的水果：如葡萄（先用剪刀剪除根莖，不要用拔的）、小番茄。

‧葡萄、小番茄可先浸泡數分鐘後，再用流水清洗。

‧草莓則可用濾籃先在水龍頭下沖一遍，浸泡5～10分鐘後，再以流水逐顆沖洗。草莓農藥用量多，避免在觀光果園內邊採邊吃。

◎不須去皮的蕈菇類：

‧現代化的人工蕈菇栽培，幾乎不使用農藥，蕈菇上沾的多半是太空包的木屑、米糠或菌床栽培的土壤，只要以水輕輕搓洗即可，不需要泡水或鹽水。

不可不知的蔬果選購法

◎「金玉其外，敗絮其內」，消費大眾偏好蔬果漂亮的外表。農民因擔心留有蟲害痕跡之蔬果賣不出去，便大量噴灑農藥，造成蔬果外型雖好，但含農藥量卻較多。所以選購蔬果時不必太注重外表有無蟲孔，反而有蟲孔者表示農藥噴得較少、較安全。

◎儘量選購有套袋包裝的蔬果較為安全。這些在超市陳售者大多有經過抽驗合格。

◎勿買表面有不均勻的粉狀物，或有不正常的化學味道者。

◎帶有特殊氣味的蔬菜可驅蟲，蟲不愛吃，如洋蔥、大蒜、九層塔等。

◎需去皮的蔬果，如胡瓜、冬瓜、蘿蔔、竹筍等，去皮後可除去大部分農藥。

◎葉菜類之表面積較其他像根菜類或其他果菜類來得大，殘留農藥自然也多些。

◎不要長時間固定向同一家菜販購買，應偶爾輪流更換，以免持續吃到同一來源產地所使用之農藥。同時，蔬果的樣式也應時常變換，除了家人吃了不會厭膩外，也讓身體有足夠時間代謝食入之微量農藥。

◎萵苣、紅鳳菜、佛手瓜等，是屬於對病蟲抵抗力較強的蔬菜，較不需大量噴灑農藥。

◎每一種蔬果都有最適合生長的季節，稱為「當令蔬果」。隨著蔬果品種的改良、農業技術的進步，栽培非當令蔬果已經不是難事，也就是說，只要是你想吃的各種蔬果，幾乎一年四季都可以吃到。不過，由於「非當令蔬果」在不適合生長的季節裡體質較弱，需要使用較多的農藥來保護，而且價格也比「當令蔬果」昂貴，所以選購蔬果還是以當令的最好。

◎當季的蔬果由於正是盛產期，農民較不需多噴灑農藥。

◎颱風過後，菜價上揚時，農民為搶收或囤積蔬果，均有提早採收及加倍用藥情形，購買後應確實充分用自來水多沖洗幾回。

◎採收第一次後要過一段時間才可再採收之蔬果（如菜豆、四季豆、小黃瓜等蔬菜），為避免尚未採收之蔬果受到病

蟲害啃蝕，均會持續噴灑農藥，以致殘留農藥機會也較大，購買這些蔬果時宜特別注意清洗。

◎選購政府輔導農藥蔬果專業區所生產的蔬果，網式栽培的清潔蔬菜，或「吉園圃」的蔬菜，是較有保障的選擇。

◎冬季蔬菜產量多，價格低，殘留農藥較少。

◎長期貯存或進口的水果，必須以藥劑來延長其存放的時間，故應少購買。

◎蔬菜放太久的話，其營養價值會逐漸消失，尤其是維生素 A、B_1 和 B_6。

氣候V.S飲食

　　中醫重視人體本身的統一性、完整性及其與自然界的相互關係，中醫認為人體是一個完整的有機體，臟腑、經絡、肌肉、皮毛、氣血、津液等是相互協調，相互為用，不可分割。人體內部是統一的整體，人與自然界也是一個統一的整體。這種內外環境的統一性，機體自身整體性的想法，就稱為「整體觀念」。

　　四季（時）氣候變化中，與五行、氣候的關係，有所謂「春屬木，其氣溫；夏屬火，其氣熱；長夏屬土，其氣濕；秋屬金，其氣燥；冬屬水，其氣寒」的說法。春溫、夏熱、長夏濕、秋燥、冬寒，是一年中氣候變化的規律。

四季	特性	宜	忌
春	萬物生發之始，陽氣發越。	清淡瓜菜豆類	油膩、辛辣食物
夏	天氣炎熱，由於暑熱夾濕，脾胃容易受困。	甘寒、清淡、少油食品	生冷或不潔食物
秋	萬物收斂，涼風初長，燥氣襲人，早晚涼爽，易致咳嗽或痰喘復發。	清淡蔬菜、水果、生津滋潤食品	辛辣燥熱食物
冬	天氣嚴寒，萬物伏藏，易遇寒邪。	溫熱食物	生冷、過鹹食品

四季氣候變化的特性及其飲食宜忌

　　人體為適應氣候的變化，在生理上也會出現相應的改變，因此，我們在用藥與飲食時亦應根據不同季節的特點，採取不同的措施，這正是所謂的「因時制宜」。此外，還應注意晝、夜間的陰、陽與寒、溫的變化。四季氣候的變化，飲食宜忌也不相同，要根據氣候的變化給予適當的飲食。天氣忽冷忽熱，胃腸道對寒冷的刺激非常敏感，如果防護不當，不注意飲食和生活規律，就會引發胃腸道疾病。氣候的變化太大，極易發生疾病或引起舊病復發。

氣候變化	◎夏季感冒，風熱者多；風寒者少，因天氣炎熱，腠裡疏開，使用辛涼解表藥時，宜注意勿出汗過多。 ◎冬季感冒，風寒者多；風熱者少，因天氣寒冷，腠裡緻密，使用辛溫解表藥時，宜多飲熱湯，並多保暖。
晝夜變化	一般疾病都是晝輕夜重，尤應注意夜間病情變化

因時制宜注意事項

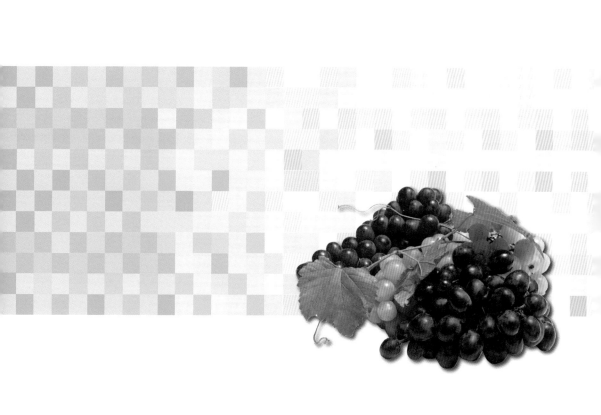

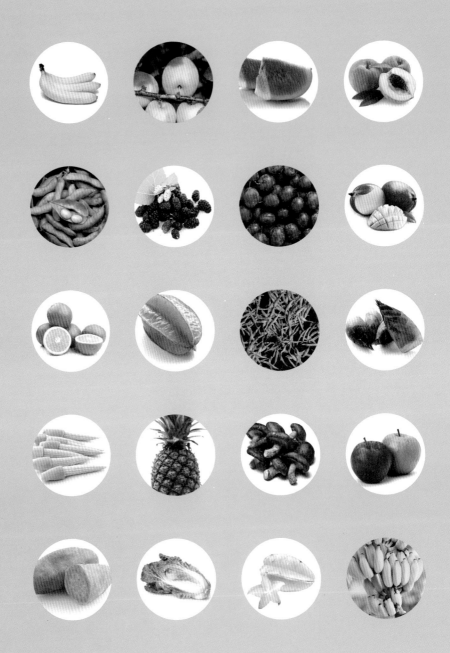

Part 2 Dr.蔬果

上班族抗壓用蔬果　不用看醫生

　　調查發現，全臺灣有82％的上班族在辦公室經常感到頭痛、疲倦甚至噁心，12%的上班族甚至天天出現身體不適的症狀，包括打噴嚏、喉嚨乾燥、眼睛鼻子過敏、頭痛、昏昏欲睡、容易疲倦、咳嗽、氣喘、皮膚發癢及情緒起伏大等等。

　　食物（特別是蔬果）中含有對抗壓力的各種維生素和礦物質，善用食物可以幫助上班族免於疾病的發生。

◎失眠、煩躁、健忘時：多吃富含鈣、磷的食物，如大豆、牛奶、牡蠣、菠菜、栗子、葡萄、蛋類。

◎神經敏感時：神經敏感的人適宜吃蒸魚、綠葉蔬菜，為鬆弛緊張的情緒，也可喝少許葡萄酒，幫助腸胃蠕動。

◎筋疲力盡時：含有大量豐富的蛋白質、B族維生素、鈣、鐵；以及植物性脂肪但不含膽固醇的堅果，如花生、杏仁、腰果、胡桃，是不貳之選。

◎交際應酬時：多吃蛤蜊、青椒、芝麻、草莓等食物，含有豐富的蛋白質及適度的熱量，能保護並強化肝臟。

◎眼睛疲勞時：蘆筍、南瓜、紅白蘿蔔、鰻魚等含有豐富的維生素A；木耳、魚、蛋、綠色蔬菜含維生素B2，可減輕眼睛疲勞。

◎大腦當機時：花生、瓜子、核桃、松子等堅果，對健腦、增強記憶力有很好的效果。因堅果內含人體必需的亞油酸、卵磷脂、膽素等，對腦力勞動者來說，這類健腦食品

具有營養滋補的作用。

◎壓力過大時：維生素C具有平衡心理壓力的作用。多攝取富含維生素C的食物，如花椰菜、菠菜、芝麻、水果等。工作壓力大的人，可服用維生素C片劑。

◎脾氣不佳時：鈣具有安定情緒的效果，牛奶、優酪乳、乳酪等乳製品以及小魚乾等，都含有極豐富的鈣質，有助於消除火氣。蘿蔔適於順氣健胃，對氣鬱上火生痰者有清熱消痰的作用。啤酒能順氣開胃，改變惱怒情緒，適量喝點也有益處，但千萬別過量，以免誤事。

堅果類食物 吃得嘟嘟好

堅果類含有豐富的維生素B群，也是多種礦物質的寶庫，既能調理多種生理功能，也含有多種抗氧化成分。高熱量、高脂肪是堅果類食物的特性，也是榨油的好原料。看電視的人只把它當成飯後的零嘴，熱量都是多餘的，最後只能在體內轉化為脂肪。

堅果類食物屬於脂肪類食物，它們的熱量很高，例如腰果吃32粒、花生62顆、核桃14顆、杏仁35粒，相當於一碗飯的熱量。

中醫認為，堅果性味偏溫熱，在其他季節食用容易上火。冬天天氣較冷，很多人吃過後不存在此問題。堅果大多有補腎健腦、強心健體的作用，冬季吃堅果有禦寒的作用，可增強體質。當然，吃堅果也要適量，且因人而異。

下列為過年常吃的堅果類零食的食用宜忌，供讀者參考：

食物名稱	食物功效與注意事項
腰果	◎有預防便祕、強筋健骨、滋潤肌膚、開胃的功效。 ◎含較多的油脂，腸炎腹瀉患者和痰多者不宜多食。
花生 （別名長生果）	◎具悅脾和胃、滋養調氣、補血功能，適宜高血壓、動脈硬化、食慾不振的人食用。 ◎拉肚子的人慎服，發黴的花生也不要吃。
杏仁	◎有祛痰止咳、平喘、宣肺、潤腸通便的功效。 ◎痰濕、風寒咳嗽及拉肚子或大便稀軟的人忌食。
蠶豆 （又名佛豆）	◎具健脾利濕，澀精、補腎明目、壯筋骨等功能。 ◎少數人吃蠶豆後，會引起蠶豆病，產生發熱、頭痛、腹痛、黃疸、精神不振等症狀。發病急猛，搶救不及時，嚴重者可導致死亡。 ◎小孩子第一次吃蠶豆，不宜多食，凡父母有蠶豆病史者，子女應慎食蠶豆。
白瓜子 （即南瓜子）	◎對前列腺炎、糖尿病有改善作用。 ◎不宜一次吃太多，以免胃脹。
核桃 （又稱胡桃肉）	◎具補腎固精、溫肺定喘、潤燥化痰、鎮咳、降低膽固醇功效，可防止動脈硬化、抗衰老等。 ◎拉肚子、流鼻血、陰虛火旺的人忌食。
瓜子 （即西瓜子仁）	◎有清肺潤腸、和中止渴的作用。 ◎醬油瓜子含鹽分高，血壓高的人少吃為妙。
開心果 （又名蘇羅子）	◎功能為理氣寬中、和胃止痛。
夏威夷果	◎含豐富的鈣、磷、鐵，但是含油量高達60%至80%。
芝麻	◎補肝腎、通便秘。 ◎腹瀉便溏者不宜，女子白帶過多亦忌食。
葵花子 （又稱向日葵子）	◎有補虛損、潤肺功能。

叫我Dr. 蔬果

蔬果對慢性疾病的預防功效，無法單純歸因於其中所含的維生素與微量元素，因為以維生素補充劑取代蔬果，並不能達到相同的效果。進一步研究發現，蔬菜水果含有一些抗氧化、抗發炎、改善代謝、預防癌症等具保健功效且有益健康的微量化合物，通稱為「植化素」（phytochemicals），這些成分大多存在於各式各樣的天然植物性食物中。

雖然多數膳食營養補充劑或具保健功能的中藥草的主要成分，也多屬植化物的範疇。但事實上，新鮮蔬菜、水果、豆類、堅果、全穀等才是全方位植化物的豐富來源。

有效用且常見的植化素如下：

1. 類黃酮：類黃酮普遍存在於植物中，故已成為人類飲食的一部分，可食用之果實、葉菜、根、莖、藥草、香辛料、豆類、茶、咖啡及紅酒皆含有類黃酮。

2. 胡蘿蔔素：β-胡蘿蔔素是一種具有抗氧化活性的類胡蘿蔔素，可吸收活性氧而阻止其產生破壞性反應，也可與引起連鎖反應之脂質過氧基作用而減少油脂氧化，其可保護脂肪膜不受自由基破壞。據流行病學之研究顯示，多攝食蔬果及β-胡蘿蔔素與肺癌罹患率之減少有正相關。

3. 花青素：花青素是屬於類黃酮家族之天然色素，廣泛存在於水果及蔬菜中。蔬菜和水果中含有多種植物化合物，具有抗氧化力，可消除體內的自由基，保護細胞內的各種分子不受氧化逆境的傷害，是每日膳食中最佳的抗氧化物質的來源。

4. 酚酸類：包括阿魏酸、綠原酸、肉桂酸、咖啡酸及香豆酸，具有抑制低密度脂蛋白氧化的能力。

5. 葉綠素：具有抗氧化力。

6. 異硫氰酸鹽：能有效調節致癌物的活性和解毒作用，花椰菜和高麗菜中含此成分。

7. 膳食纖維：對慢性疾病、退化性疾病、心血管疾病、癌症的發生率，具有明顯的抑制功能。

多吃蔬果　健康久久

　　蔬菜是人們日常生活中所需熱量、礦物質、維生素及纖維素的重要來源。先民在千萬年前從生活周遭取得野生植物來做為食物或藥物。這種從野生植物演變為栽培作物的過程，形成農業最原始的型態，是地方文化和傳統文化中不可分割的一部分。

　　由於作物在種類、季節、形態、味道、顏色、質地等方面的差異，其使用方法也各有不同，從各民族所使用作物的差異，可看出一些民族的飲食特色，以及所衍生出的多樣豐富的文化。多元飲食文化的充分利用，也可以使人達到營養均衡的健康狀態。

　　近年來，國人飲食日漸西化，平日攝取高熱量、高蛋白及高脂肪的飲食機會很多，常導致飲食不均衡的現象，致使肥胖問題成為許多人的困擾，而且腦血管與心血管疾病盛行率逐年增加，已成為國人十大死因前二、三名，而這些疾病都曾被證實與飲食行為有關。

　　為了改善國人不良的飲食習慣，除了均衡飲食外，更重要

的是，須增加飲食中重要的膳食纖維質、礦物質及維生素的攝取量。而多食用蔬菜、水果，正可增加飲食中纖維質、礦物質及維生素攝取量，減少罹患癌症、心臟及心血管疾病等的機率。

世界上大量食用蔬菜的國家，其普遍型癌症的發生機率較低，其主要原因是由於蔬菜具有四大功能：

◎高抗氧化能力。

◎提供另類靶源吸引致癌物質的攻擊。

◎調整致癌物質的代謝而解毒。

◎修正癌細胞的行為。

蔬果的好處，再清楚不過了！但是，國內蔬果食用量依性別、年齡及居住地區又各有不同，研究顯示，一般說來女性比男性攝食更多的水果，女性吃素的比例也高於男性；而不同年齡層也會影響蔬菜攝取的次數，如蔬菜類每日平均攝取次數以19～44歲及45～64歲的年齡層為最高。

蔬菜類每日平均攝取次數以東部地區為最高，但水果、奶類、蛋白質、豆類及蛋類每日平均攝取次數則以直轄市地區（都會區）為最高。

不過，都市化程度愈高的地區，蛋白質食物跟奶類食用頻率也愈高。油炸類食物的食用頻率也是以都市地區為最高，而水果類的食用頻率也是以院轄市最高；相反的，蔬菜類反而在院轄市中食用頻率最低。

有趣的是：自覺健康狀況較好的人，比自覺健康狀況普通的人攝取更多蔬菜；在運動習慣有否的族群裡，有固定運動習慣

者，比不運動者傾向吃更多的蔬菜水果。

　　歷年來，國民營養調查顯示，19～64歲這個年齡層，高達80%的人都達不到衛生署建議的標準飲食量─即每一個人一天至少應攝取3碟蔬菜（每碟約100公克）和一顆水果（約100公克，如中型橘子）。

　　為了健康，要多吃蔬果！

Dr. 蔬果處方 1：
抗發炎

　　日本人是平均壽命最長的一個國家，但是，壽命延長並不代表比以前活得更健康。在20世紀50年代前，心臟病（心肌梗塞）、腦血管阻塞（中風）、糖尿病、癌症、過敏症、阿茲海默氏症（老化疾病）等都屬於罕見疾病，可是在50年代後，這些疾病已躍升為年度重大死因。

　　當病原體（細菌、病毒、寄生蟲）入侵體內時，受傷害的部分會引起紅腫和疼痛，即所謂的發炎反應，發炎的目的在啟動免疫機制消滅並清除病原體。等到入侵的病原體被體內的免疫系統清理後，紅腫和疼痛便會自動消退，因此發炎反應是確保身體免受病原體入侵的一種防禦機制。

　　但是還有一種情況是在傷口治癒後發炎反應並沒有隨之消退，只是使發炎程度減弱，患者並沒有不適的感覺。這種從急性轉為慢性的發炎狀態，會長期潛伏在患者體內，慢慢地轉移攻擊人體內健康的細胞、組織和血管。

　　慢性發炎為長期潛伏在身體中的疾病，病者並無不適的感覺，但是，在這種情況下，慢性發炎會慢慢地損害體內的血管、

免疫系統及腦部等器官，進而引發現代文明疾病。

阿茲海默氏症、自體免疫疾病、慢性風濕性關節炎、多發性硬化症、全身性紅斑性狼瘡等都是由發炎症所導致的代表性疾病，也是因為發炎症失控所引發的疾病。

除了發炎性疾病外，肥胖也是現今先進國家最常見的疾病，心臟病、糖尿病等發炎性疾病也都和肥胖有關。體重過重的人，脂肪細胞製造出來的親發炎性物質也較多。

況且，在過去五、六十年間，人類的飲食習慣已有很大的變化！精製與人工食品正是肥胖症與糖尿病的誘因。

亞麻油酸（十八碳二烯酸）、次亞麻油酸（十八碳三烯酸）與花生油酸（二十碳四烯酸）是必需的不飽和脂肪酸，是人體中無法合成而必須靠食物攝取的脂肪酸。亞麻油酸也稱為omega-6（Ω-6）脂肪酸，次亞麻油酸也稱為omega-3（Ω-3）脂肪酸，這些必需脂肪酸是細胞膜的重要成分，它們在身體內膽固醇的利用上扮演重要的角色。

玉米油、花生油、葵花油等都是屬於富含Ω-6脂肪酸植物油的代表，而波菜、芥菜、萵苣等綠色蔬菜和亞麻仁油，都含有豐富的Ω-3脂肪酸。

控制體重是避免糖尿病的良方，多吃一些水果、青菜與魚類，可以有效預防慢性發炎帶來的各種疾病，如此才能過得長壽又健康！

Dr. 蔬果處方 2：
辛香料性味溫熱，食用時要辨明禁忌

辛香料含有多種芳香性物質，能去除或減輕腥羶味和其他異味，突出食物的本味，在烹調上，是一種不可或缺的配料，不僅能調味，滿足口腹之慾，並且還有特殊的「醫食同源」功效。

辛香料的性味屬辛溫或熱，以下介紹一些常見的辛香料之作用和禁忌：

食物名稱	作用	禁忌
生薑	可解腥羶味，能促進消化、增進食慾、興奮中樞和心臟。	有目疾、癰瘡、痔瘡及懷孕婦女不可多食。
香菜（芫荽）	功能為發表透疹、消食下氣。	體弱、胃潰瘍患者均不宜多食，慢性皮膚病及眼疾患者忌食。
葱	功能為解表發汗、溫通陽氣、疏通脈絡。	因葱本身具發汗作用，表虛多汗體質者不適合食用。
大蒜	性味生者辛熱，熟者甘溫。功能為行氣、溫胃、消積、解毒。大蒜可以增加特有的香辣味，能消除腥羶味，開胃，增進食慾。	陰虛火旺體質，有胃部疾患之病史及口齒喉舌腫痛者，都不適合食用。
茴香	能增強胃腸蠕動，排除胃腸中積氣。	一般陰虛火旺及肺胃有熱的人忌用。

辣椒	功能為溫中、散寒、開胃。	吃多了會誘發痔瘡、胃痛、火眼（雙眼紅赤疼痛）等，平時不吃辛辣及陰虛火旺體質者（煩躁易怒、五心煩熱、午後盜汗、兩顴潮紅、口乾咽痛等），吃時應謹慎。
花椒	有溫中散寒的功能、除濕止痛。花椒能增加特異的麻味、香氣，消除腥氣。	陰虛火旺者慎用。
胡椒	有驅風、健胃的作用。	胡椒吃多容易動火耗液，陰虛火旺的人應謹慎食用。
豆蔻	有理氣開胃、溫中散寒的作用。	陰虛內熱者忌食。
桂皮（肉桂）	功能為溫中散寒、健胃暖脾、通利血脈。	懷孕、出血性疾病、痔瘡、陰虛火旺者忌食。

Dr. 蔬果處方 3：
飲食宜忌與特性

食物有不同的性味，各種性味又歸於不同的臟腑，在生活中調整自己的飲食結構是最方便的保健方法，因此飲食必須講究食物的五味調和，注意宜忌，以充分發揮食物在防病治病、養生健身的重要作用。中醫很早就發現並注重飲食與疾病的關係，一方面利用食物治療疾病，同時還要求病人避免食用不利於疾病的食物，這是養生治病十分重要的原則之一，俗稱「飲食宜忌」。

中醫的飲食宜忌，並不像民間流傳的食物養生和忌口那樣，屬於簡單的經驗，也不同於現代醫學，根據食物的營養成分來搭配飲食；而是在中醫的理論下，去調配安排飲食。

食物提供熱量（卡路里）、營養素和其他物質以維持生長和健康。食物的品項繁多，依照營養特質分類，主要有六大類食物：五穀根莖類，奶類，蛋豆魚肉類，水果類，蔬菜類及油脂類等。營養健康的飲食應該具備的特性如下：

◎必需營養素的種類齊全，並且份量充足。

◎包含六大類食物，各類食物應有合宜的份量。

◎熱量攝取應配合生理體質的需要，並且善用優質食物以調和熱量和其他營養素的比例，以免過量與肥胖。

◎充分利用每類食物中不同的品項，以增加飲食內容的變化。

◎調整各類食物的適當比例，避免過量。

◎兼顧適口性與飲食樂趣。

中醫則以食物的特性歸納，如辛辣類，生冷類，發物類，硬固類及補養類等，每類食物具有不同的性能和特點，要依體質食用。

食物種類	食物特性
辛辣類	指薑、蔥、蒜、胡椒、酒等辛辣食品屬，熱性動火類。宜寒證疾病，如薑、蔥能辛溫解表，用於風寒感冒。陽證、熱證、瘡毒、皮膚病忌食。
生冷類	指一切瓜果、生冷拌菜、冷飯等。性涼多寒，清熱解渴，用於熱證疾病。脾胃虛寒者少食或忌食。
發物類	各類食品都有誘發過敏性疾病的種類，如蔬菜中的蘑菇、雪菜、芥菜及菠菜，瓜果中的南瓜，水產中的蝦、蟹等。
硬固類	指油炸煎烤及未煮爛的食物，此類食物較難消化且火性較大，日久積熱生痰，脾胃薄弱者不適宜。
補養類	各類食物均有一定的補養作用，一般分平補、清補、溫補三種。平補如豬肉、牛肉、蛋；清補如百合、鱉、鰻魚、海參；溫補如羊肉、雞肉等。

食物的分類及特性

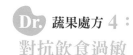 蔬果處方 4：
對抗飲食過敏

媒體報導加拿大女孩與吃過花生醬男友接吻暴斃的新聞，乍聽之下覺得不可思議！其實在美國，每年約有100位死於食物過

敏症的患者，其中大部分是吃了果仁類食物。「過敏」一詞最早出現於一百年前，過敏是指當過敏原碰到附著在肥大細胞和嗜鹼細胞的免疫球蛋白E，它會釋放許多化學物質和媒介物（組織胺），根據統計，每年每1,000萬個人中就有4個人會因過敏反應而死亡。

過敏性症狀包括憂慮、皮膚癢、頭痛、噁心和嘔吐、噴嚏和咳嗽、腹部痙攣、蕁麻疹和唇、關節腫脹、下痢、呼吸急促、低血壓、抽痙和昏迷、眼睛癢、分泌液體和腫脹。過敏能影響不同器官，包括皮膚、上下呼吸道、心血管系統、眼睛、子宮和膀胱等。

有些食物或添加物含有過敏因子，常見的包括牛奶、蛋、有殼海鮮、堅果和花生，其他尚有白魚、豆類、芹菜等。有些食物含有高濃度的組織胺，如魚肉消化後，組織胺被吸收而引起過敏性反應；食品添加物中的亞硝酸也會引起過敏，保健食品中的大蒜、芹菜子、金絲桃草、紫錐花等也可能產生過敏症狀。

過敏反應與服用的食物劑量通常無關，微量也可能導致嚴重的後果，任何對絕大多數人都算安全的食物，也可能有人對它產生嚴重的過敏反應。過敏反應可能與體質有關，很難預料。它有輕重之別，輕微者起皮疹發癢，嚴重者會發生過敏性休克，甚至死亡。對某一種食物過敏後，可能會對同類性食物，或另類似的食物也有過敏反應，稱為「交叉過敏」，例如對蜂膠過敏，也可能對花粉、蜂王乳過敏。所以，每個人應牢記自己的食物過敏情況。

對抗食物過敏的基本策略如下：

◎把再次發生的機會降到最低，找出造成此種過敏反應的確切原因，並且要知道如何去避免，以及再次遇到此種狀況時的緊急處置方式。

◎最佳處置策略—預防重於治療、提高警覺、早期診斷與早期治療。

◎若有下列表徵的呈現，務必提高警覺，並緊急給予適當的處置，以免產生威脅生命的嚴重過敏反應。這些危險表徵包括哮吼、呼吸窘迫、喘鳴、低血壓、心律不整、休克、痙攣和知覺喪失。

Dr. 蔬果處方 5：
吃對了，體質就好

　　體質是指一個人特有的生理特徵，體質形成的原因很複雜，如先天的遺傳因素、後天的飲食習慣、工作的壓力或疾病等都會影響到體質的形成，最終表現出來的相對穩定的特質，這種特質對環境的適應能力，和對疾病的抵抗能力會有不同的差異。

　　體質對於中醫而言是一種概要性的分類，常見的體質也可能是多種並存的。無論是用藥還是日常飲食，都要依個人體質的差異，就個人不同的生理狀況來進行診斷，除需配合不同的藥材，或不同的份量外，還應依據個人身體的需要選擇適當的食物，如果食物使用不當的話，對健康也會產生傷害。

病症	體質	不適當的食物（忌食）
咳嗽	屬熱性體質	辛辣、油膩、甜黏食物，如薑母鴨、當歸羊肉、辣椒、胡椒、油炸物、荔枝、桂圓、菸酒、沙茶醬、花生、蠶豆、橘子。
濕疹 蕁麻疹 哮喘 過敏性鼻炎	屬於過敏性體質	發物（能誘發疾病的食物）類、硬固類食物，如魚蝦、蟹、帶殼海鮮。酒、辣椒、咖啡、咖哩、竹筍、香菇、木耳、芋頭、糯米、茄子、芒果、番茄、荔枝、龍眼、巧克力、可可、發酵食物、香蕉、油炸物。
肝炎	屬一種熱病	油膩、肥甘類、辛辣類食物，及菸、酒、補品。
痛風	和先天遺傳有關，後天飲食也有影響。	高嘌呤、辛辣類食物，如動物皮、內臟、肉汁、豆類、菇類、酒。
肢體痠疼	一種筋絡病	熱性食物如香蕉、橘子、糯米類、酒、麻油。
皮膚病	屬過敏體質	發物類食物，如海鮮、草菇、洋菇、毛豆、香菜、竹筍、雪裡紅、羊肉、甘蔗、芒果、荔枝、鳳梨、龍眼。
高血壓	是肝腎陰虛、肝陽上亢的證候	辛辣類、硬固類、高糖食物，如過鹹食品、蛋黃、動物內臟、乳酪、動物性油脂、腦髓、菸、酒、濃茶。
糖尿病	證屬陰虛燥熱	高糖食物，如番薯、蜂蜜、過甜食品。
心臟病	屬心陽不足、氣血瘀滯	辛辣類、硬固類食物，如高膽固醇、過鹹、全乳食品、濃茶、濃咖啡、菸、動物脂肪。
肥胖	屬濕重體質	高糖、硬固類食物，如油膩類、糯米食品、過甜食品。

Dr. 蔬果處方 **6**：
健康的根源—飲食正常

據統計美國大約有1/10的人口（1,800萬人）罹患慢性消化性疾病，而在17～64歲年齡層的人請假無法上班，也常起因於這類疾病，因而造成勞資雙方重大的經濟損失，在臺灣，罹患消化道疾病的人也不在少數。

中醫認為，食物經過脾胃的消化，而成為精微，輸至全身使我們體內的臟腑、經絡、四肢、筋肉、皮毛皆得到充分的營養後，才能進行正常的生理活動；因此，飲食與人體的健康和疾病的發生有著密切的關係，如果飲食調理不當、食物不潔或飲食偏嗜，便常會導致疾病的發生。

飲食不知節制，主要是會損傷脾胃功能，導致脾胃的升降功能失常，此外又因而會聚濕、生痰、化熱或產生其他的病症。因飲食不知節制所致的影響及造成的病證，常見的有以下幾類：

◎飲食過飽或暴飲暴食：使脾胃功能受損，不能運化，導致食物積滯在胃腸。會有腹脹、噯腐吞酸、厭食、吐瀉等症狀。

◎過飢：營養不能攝入，使氣血不足、正氣衰弱。

◎飲食不潔：引起多種腸胃道疾病或腸道寄生蟲疾病。

◎飲食過冷或過熱：損傷脾胃陽氣，致使寒濕內生，導致腹痛、腹瀉。

◎偏食：陰陽失調或某些營養物質缺乏而生病。

◎偏食辛溫燥熱食物：使胃腸積熱，造成口渴、腹脹、腹痛、便秘、痔瘡。

針對這些原因而所導致的腸胃機能失調，應該從注意合理調配飲食來改善，建議可從以下幾點著手：

◎適當增加營養：久病好轉之後，病人自感胃氣已復，飲食有味，但此時病人脾胃尚虛，若誤食大魚大肉反而難以消化。因此，在營養的基礎上，應多食易消化的清淡食品。

◎促進食慾：在病證後期，胃氣逐漸恢復，但食慾仍較差，此時在用餐前1小時飲溫開水250～300毫升，可刺激消化液的分泌，以促進食慾，同時應注意調配食物的花樣，兼顧食物的色、香、味。

◎定時定量：飲食定時定量，可使脾胃消化功能恢復，定時進食，能使胃腸道有規律的工作和休息，飲食定量，可使脾胃不致受損。

◎飲食衛生：病人在病證後期，因胃氣尚虛，機體抵抗力低，容易使脾胃受損，故不可忽視飲食衛生。

Dr. 蔬果處方 7：
飲食療養有一套

歷代中醫治療疾病，除了用藥外，更重視飲食調養的作用。醫療配合飲食更可以縮短生病的過程。

飲食是維持生命的物質，能增強體質，防止疾病的發生。有些食物能直接治療疾病，甚至以食代藥。有些食物能補助藥物的不足而加強效用，所以有「藥補不如食補」的說法，但是在生病的過程中，如果飲食配合得不好的話，那麼對疾病便會產生直接

的不良影響。輕則使病程延長，影響恢復的時間；重則導致疾病反覆發生。有些食物會誘發疾病的發生，稱為「發物」，發物都是一些常見的食物，對大部分的人沒有影響，但是對具有過敏體質的人，卻會因此而誘發疾病。

飲食關係到疾病的發生，所以有其基本要求，例如：飲食要有節制，過飢、過飽都會傷害脾胃正常功能，飲食有節，定時定量，使脾胃運化功能處於常態，是保證身體健康的基本條件。如果對飲食有偏食的情形，便會造成體內各種營養成分的比例失調，容易發生疾病。此外，還需注意飲食的冷暖要適宜，過熱的食物，易燙傷消化道，發生糜爛潰瘍，日積月累，容易致癌；過冷的食物，易傷脾胃陽氣，發生胃痛、腹瀉等病變。如婦女經期若過食生冷，易導致月經不調、痛經之症。

食物就像中藥也有五味的分別，食物五味對不同的疾病有適合（宜）與不適合（忌）的宜禁。例如：

五臟 ＼ 宜禁	五禁	五宜
肝	肝病禁辛	肝色青　宜食甘
心	心病禁鹹	心色赤　宜食酸
脾	脾病禁酸	脾色黃　宜食鹹
肺	肺病禁苦	肺色白　宜食苦
腎	腎病禁甘	腎色黑　宜食辛

隨著個人的體質、性別、年齡的不同，日常飲食也有差異，平時就應該留意飲食的宜忌。

分類		特性	宜	忌
體質	體胖	多濕痰	清淡化痰食物	肥甘、厚膩、助濕生痰食物
	體瘦	多陰虛，血枯津少	滋陰、生津、補血食物	辛辣、動火、傷陰食物
年齡	老人	脾胃功能虛弱，氣血容易枯損	清淡有營養，易消化食物	生冷、硬固、黏膩食物
	青年	活動量大，氣血旺盛	肉類、五穀雜糧、新鮮水果	暴飲暴食，飢飽無度
	兒童	生長發育時期	穀肉果菜、營養豐富食品	不可偏食
婦女在妊娠期或哺乳期		脾胃虛弱	營養易消化的清淡飲食	辛辣燥火食品

吃藥不忌口，壞了大夫手

生病的人常被告誡，飲食上不能吃這個，不能吃那個，這就是所謂的「忌口」，忌口即是病人對某些飲食的禁忌，也是中醫治療的特色之一。忌口的範圍面面俱到，包括食物與藥物之間的禁忌、臟腑病變時對飲食的禁忌、四時氣候對飲食的禁忌，以及某些過敏性體質病人對發物的忌口。「吃藥不忌口，壞了大夫

五臟時病	病證	相當現代醫學病名	宜	忌
肺系	咳嗽、哮喘，臨床多以咳嗽、咯痰為主症	急、慢性支氣管炎、哮喘、肺結核	清淡素食、水果	辛辣、菸酒、油膩、甜黏食物
心系	包括心悸、胸痹、失眠等，尤以心悸為主	功能性或器質性心臟病、高血脂症、動脈硬化、冠心病	血脂正常者，一般營養食品均適宜；如血脂增高者，以清淡素食為主，少吃魚、肉類	動物脂肪、豬肝、菸酒、辛辣、濃茶、咖啡
脾胃系	指胃脘痛、嘔吐、泄瀉、便秘等，均屬脾胃運納功能失常所致	急、慢性胃炎、腸炎、胃癌	營養豐富，軟、爛、熟易於消化的食物	冷、煎炸、硬固類
肝膽系	包括黃疸、眩暈、中風等，與肝的疏泄功能有關	急、慢性肝炎、肝硬化、高血壓、膽囊炎	清淡蔬菜、營養豐富的瘦肉、魚類	辛辣、菸酒刺激品
腎系	包括水腫、消渴、陽萎等	急、慢性腎炎、尿路結石	清淡營養豐富的食物、動物性補養類食物	鹽過多、酸辣太過的刺激品
時感溫熱	泛指因外感時邪而致的時令病，臨床以發熱為主症，如感冒、風溫、中暑	肺炎、傷寒、急性胃腸炎	清淡素淨食物、新鮮水果汁	辛辣、油膩、硬固類

手」，可見忌口不確實，將會影響疾病的治療。我們平時吃的食物，它們本身也都具有各自的性能，對疾病的發生、發展和藥物的治療作用，均會產生一定影響。「病人飲食，藉以滋養胃氣，宣行藥力，故飲食得宜足為藥餌之助，失宜則反與藥餌為仇」，就是這個道理。

「忌口」無非出於兩種考慮，一是考慮到某些食物可能影響藥物的療效；二是某種食物可能不利於某些疾病症狀的改善，甚至會適得其反而加重了某些疾病的症狀。中醫對病證的認識，原則上「熱證用寒性食物」，「實證用瀉實食物」，飲食宜忌是根據疾病證候類型而定。

遠離慢性病
飲食要多樣、均衡、適量

據相關媒體報導顯示，臺北市市民去年死亡人數中，有半數人因心血管疾病和惡性腫瘤死亡；另一報導並指出國人攝取了過多的熱量，而其他營養素卻攝取不足，呈現了營養嚴重失衡的狀態。

隨著國民生活水準的提高，我們早已擺脫了傳染病的威脅，取而代之的是惡性腫瘤與心臟血管疾病。此類疾病攸關國民的自我健康照顧及生活方式，故而飲食與癌症、心血管疾病、糖尿病等主要慢性疾病的關聯性儼然成為當前營養研究的主流。

飲食多樣性是攝取足夠營養素的重要環節，要「均衡攝取各類食物」方能獲得各種營養素。此外，某些疾病的發生，也與營

養素攝取是否均衡有很大關係。像是高血壓、糖尿病、乳癌、直腸癌、心血管疾病、肥胖等這類疾病。

乳癌：奶類、咖啡及茶類、家禽肉類、魚類、蔬菜類及馬鈴薯等六類食物之攝取量愈高，則罹患乳癌的危險性有下降的趨勢；反之麵包及穀類，豬肉及加工肉品等二類食物攝取量愈高，則罹患乳癌的危險性有上升的傾向。

結腸直腸癌：飲食多樣性愈高，則愈能降低罹患結腸直腸癌的危險性。蔬菜類攝取的多樣性愈高，罹患結腸直腸癌的危險性愈低；肉類及穀類的攝取量愈高，則罹患結腸直腸癌的危險性也會提高。

高血壓：低飲食多樣性的人，罹患高血壓的危險性為高飲食多樣性的4倍。飲食中若缺乏豆類及水果的人，患得高血壓的危險性分別為4倍及2倍。

美國心臟協會提出，健康的個體要藉由攝取多樣、均衡、適量食物來獲得適當營養素，如熱量、蛋白質、必需脂肪酸、碳水化合物、纖維素、礦物質及維生素等。

此外，美國飲食指標及國內的「國民飲食指標」指出所謂均衡飲食的標準就是要多攝取多元的食物。

多樣化的飲食包括了對於傳統食物群，譬如蔬菜、水果、穀物、肉、魚和乳製品廣泛的攝食。也包括了充分的混合每種食物群。研究建議，在一個星期內攝取30種或更多不同的食物，或者是一天中攝取超過12種不同的食物（日本建議每天攝取30種食物），通常被認為即是攝取基本營養素的理想飲食。

健康的糖：菊醣

我們每天都會吃下肚子的東西，量最大的不外乎澱粉（米飯、麵包）與纖維素（蔬果）。這兩者都是由葡萄糖聚合而成的，但由於葡萄糖單體連結的差異，造成人類只能利用澱粉轉變成葡萄糖來產生能量，沒有辦法像牛、馬等草食性動物一樣利用纖維素。

澱粉與纖維素都屬於醣類中的多醣類，醣類俗稱為碳水化合物，依其組成分子的繁簡，可分成「單醣」、「雙醣」和「多醣類」。

多醣是由10個以上的單醣脫水聚合而成的聚合物。多醣經由水解以後，可以生成單醣或低聚醣。依照單醣組成成分的不同，多醣又可以分成「同元多醣」及「異質多醣」。顧名思義，同元多醣就是全由相同種類單醣所組成的；異質多醣則不只由同一種單醣所構成，像是粘多醣，水解後會產生不同種類的單醣。

菊醣也是同元多醣當中的一份子，不過是由許許多多的果糖以 β 形式連結起來的。和纖維素一樣，人體並不具備消化菊醣的酵素。菊醣在保健食品界一直小有名氣，它可以增進礦物質，例如鈣、鎂的吸收，也能增進腸內益菌的生長，和幫助血中膽固醇的控制等。

菊醣在自然界中的分布很廣，之所以被稱作菊醣，主要是因為一開始在許多菊科植物中，都可以發現它的蹤影。其實，在很多植物內也可以發現菊醣，如牛蒡根、山藥、蒲公英根、土木香根、菊苣、洋蔥、大蒜、菊芋的根。市面上販售的菊醣，主要是抽取自菊苣或菊芋根部再提煉得到的。

菊醣可以溶解在熱水中，屬於水溶性的膳食纖維，嚐起來有淡淡的甜味。雖然人體內並沒有可以消化菊醣的酵素。不過，菊醣可以被人體中的腸道細菌發酵、利用。因為這些住在腸內的細菌擁有我們沒有的酵素，可以把菊醣發酵成短鏈脂肪酸及乳酸，然後再間接地被人體吸收。而這些發酵後的產物可以增進體內益菌雙歧桿菌的生長，調整腸內菌叢的生態。

菊醣的功效如下：

◎消化排便：菊醣因為無法被人體直接消化，屬於水溶性膳食纖維，可以促進腸道蠕動，縮短糞便通過腸道的時間。

◎降低罹患腸癌的機會：菊醣除了可以促進排便之外，也會經由益菌的消化產生一些短鏈脂肪酸，其中一種短鏈脂肪酸是丁酸。研究發現，丁酸可以抑制腸癌細胞的增殖，刺激癌細胞分化及誘導腸癌細胞凋亡。

◎增加礦物質的吸收：菊醣可以增加人體對鈣的吸收及促進鈣平衡。這是因為菊醣的發酵產物可以使腸道的環境變成有利於鈣質吸收的環境。從動物實驗中也證實，菊醣除了增進礦物質在腸道中的吸收外，也能增加骨骼中礦物質的密度。

◎降血脂：在人體與動物的實驗中，發現菊醣能降低血中的三酸甘油脂與膽固醇濃度。一般認為菊醣調節血脂的機制，除了可以和膽酸及膽鹽結合外，也可以經由細菌發酵後的短鏈脂肪酸來發揮效用。研究指出在這些短鏈脂肪酸中，丙酸最具抑制肝臟膽固醇及三酸甘油脂生成的效果。

蔬果 KO 自由基

在人類歷史中，有許多人耗盡畢生心力追求健康和長壽，尤其長生不老，更是許多君王的夢想。

然而從古至今，卻沒有人能夠逃脫人類的終極宿命─疾病和老死！不論是中國神話故事中活到800歲的彭祖，或是西方《聖經》中記載活了969歲的瑪土撒拉，終究都逃不過一死。也許有人會說：其實死亡並不可怕，可怕的是生病，當人在面對病痛的折磨時，才是最煎熬的。

隨著醫學科技的昌明，許多傳染性疾病已被消滅或控制，但是在面對伴隨著年齡增長而來的慢性疾病與老化時，現代醫學仍然無法完全解釋這些現象的原因，更遑論控制或解決了。

近年來，醫學界在針對疾病和老化的系列研究中，有了較新的發現，就是「自由基─抗氧化物質」理論，也因此使人們對於所謂的「抗氧化物質」產生極大興趣和盼望，積極的尋找這類的物質，以達成對抗老化和疾病的目標。

自由基是一個帶有不成對（奇數）電子的原子、分子或離子。一般穩定的化學分子都擁有成雙成對的電子，化學鍵也都跟已成對的電子排成。

人體內有成千上萬個自由基，有些是好的自由基，例如一氧化氮，大多數自由基對人體有害，在正常情況下，人體會產生適量的自由基來運作各種生命機制，因為自由基的活性高，它可以用來殺菌滅毒（有免疫功能），也可以當訊息傳遞者。

自由基會引起氧化作用，因此自由基會帶來「氧化壓力」，研究指出，自由基的產量因人而異，過多的氧自由基會氧化低密

度脂蛋白，引起脂質過氧化，破壞細胞薄膜的完整性，引起心臟血管粥狀化，促使細胞老化、基因突變，改變代謝程序，引起腫瘤、癌和許多慢性疾病。

近年來的研究又報導腦中風發作過程中會產生很多氧自由基而導致神經細胞死亡，由於神經細胞死亡後不易再生，因而會帶來半身不遂或死亡。自由基也會改變體內分泌的抗氧化酶的基因表現而帶來一連串的惡性循環和疾病。

人體有消除自由基傷害的本能，能製造抗氧化酶來解除氧自由基對人體細胞的破壞，因此抗氧化酶是體內抗氧化作用的第一道防禦線，這些抗氧化酶很難由口服補充，因為會被胃酸分解。第二道防線則是補充抗氧化物質或稱抗氧化劑，能輔助抵抗外來的氧化壓力。

抗氧化劑能和自由基起作用，能避免自由基帶來的鏈鎖反應，能中斷或破壞已經發生的鏈鎖反應。

目前最常用的抗氧化物質有3種：

◎維生素C（水溶性）

◎維生素E（脂溶性）

◎ β -胡蘿蔔素。

名稱	作用	最佳食物來源
維生素C	與羥基自由基作用、還原維生素E自由基	芭樂、奇異果、木瓜、柳橙、葡萄柚、青椒、花椰菜
生冷類	阻止脂質過氧化連鎖反應	葵花子油、紅花油、玉米油黃豆油、小麥胚芽、杏仁
β-胡蘿蔔素	中斷脂質過氧化連鎖反應、吸收激發氧的過多能量	深綠色蔬果，如紅蘿蔔、甜甘薯、番茄、木瓜
黃酮類	預防動脈硬化	鮮黃色蔬果，如蘋果、香瓜、蔥、紅酒
吲哚類	抵抗肺癌、大腸癌	十字花科蔬菜，如花椰菜、青花菜、大白菜、高麗菜、高麗菜、芥菜
番茄紅素	去除氧自由基	番茄、西瓜、櫻桃、李子

各種抗氧化物質的作用和最佳食物來源

　　抗氧化物質的補充對高齡者尤其重要，因為他們自身製造抗氧化酵素的機能日趨衰退。美國國家高齡老化研究中心的長期研究發現，人的壽命和體內抗氧化物質成正比，抗氧化物質可緩慢

老化的腳步，延長人體器官的功能。

　　有許多東西是多多益善，但服用愈多抗氧化物質或其他維生素並不會得到愈好的結果。當服用過多的維生素時反而會得到反效果，是「過猶不及」的道理，適可而止、中庸之道最好。

　　營養成分的吸收是一個相當微妙的平衡作用，不能僅靠單一成分，而應考慮到它和其他成分的互相作用效應。如果服用超量維生素，就會有藥物反應，而不再是營養成分的補充。藥物反應可能會引起組織器官的中毒，帶來許多後遺症。

蔬菜吃多 營養多多

　　美國在1991年開始推動「5 a day」（天天五蔬果），5年後，癌症罹患率降低，死亡率也降低了，可見蔬果對健康的重要性。中醫認為「蔬者、疏也」，一般而言，蔬菜類食物通者多、補者少，也就是說這類食物的功能以疏通為主。

　　每一種蔬果都有最適合的生長季節，稱為「當令蔬果」。隨著蔬果品種的改良、農業技術的進步，栽培非當令蔬果，已經不是難事，不過由於非當令蔬果在不適合生長的季節裡，需要使用較多的農藥，而且價格比當令蔬菜昂貴，所以選擇當令（當季）的蔬菜，才是聰明之道。

　　蔬菜以食用部位分類其作用如下：

蔬菜類別	食用蔬菜	食物作用
葉菜類	白菜、芥菜、菠菜	性味多屬甘平或甘涼。 功用則以清熱通利為主。
薯蕷類	紅薯、馬鈴薯	性味多屬甘平。 以益氣健脾補虛為主。
瓜果類	黃瓜、絲瓜、南瓜	性味大部分屬甘涼或甘平。 功用與葉菜相似，多以清熱 生津潤燥為主。
塊莖類	慈姑、白蘿蔔、蓮藕	性味多屬甘平或甘涼。 功用與瓜類相似。
辛溫蔬菜類	韭菜、生薑、香菜、辣椒	為蔬菜中之性溫或熱者。 功能為發表散寒、溫中下氣 等，多供調味用。

　　食用蔬菜時，應按其特點搭配，相互補充，不僅能獲得全面的營養，也可適時調理身體，以下按功用介紹一些常見的蔬菜：

◎通便蔬菜：菠菜、茼蒿、皇宮菜、空心菜、大頭菜、花豆、半天筍、黃豆芽、毛豆。

◎利尿蔬菜：筊白筍、冬瓜、大黃瓜、大白菜、綠豆芽。

◎降壓蔬菜：芹菜、胡蘿蔔、番茄、大白菜、花生、木耳、蘆薈。

◎降脂蔬菜：香菇、大蒜、洋蔥、苦瓜、苜蓿芽、地瓜葉、芥藍、洋菇。

◎補血蔬菜：紅鳳菜、莧菜、龍鬚菜、皇帝豆。

蕈菇類—抗腫瘤，物美價廉勝靈芝

古人對靈芝的描述，如早在《禮記》中記述著：「王者仁慈，即生芝草，故曰靈始」。也就是說，只有在昇平盛世時才找得到靈芝，靈芝出現的話，可是值得「舉宴祝慶」的好兆頭呢！古書中近乎神話化般地推崇這個植物。《神農本草經》記載：「山川雲雨，四時五行，陰陽晝夜之精，以生五色神芝為聖王體祥，瑞應圖云」。並把靈芝歸為上品藥。

上品藥的定義是無毒而沒有副作用，靈芝被列為上品藥，實在是因為靈芝在古代並不容易採得，即使發現了也只有王公貴族才可能享用。

柳松菇、杏鮑菇、鴻禧菇、香菇、木耳及金針菇等都是日常生活中隨手可得的菇類食品，不但兼具美味、營養，而且還有提升人體免疫系統抗腫瘤、抗病因的潛力。其功效不比昂貴的靈芝或臺灣特有種的樟芝來得低，多食用菇類食品除了有助提升免疫能力之外，又具降血壓、降膽固醇、降血糖的功效。

柳松菇、杏鮑菇和鴻禧菇的營養成分相當高，蛋白質含量較一般蔬菜高2～12倍，含有極少量的脂肪、多種維生素及高量纖維質，更重要的是這3種美味的食用菇類所含的多醣體及蛋白質，皆可刺激人體血液中的免疫細胞分泌細胞激素，以抑制白血病的癌化細胞增殖；在餵食菇類萃取物的老鼠動物試驗中，也明顯地抑制植入老鼠體內癌細胞腫塊的成長。

實驗室中有關食用菇類包括茯苓、柳松菇、杏鮑菇和鴻禧菇等的研究，不論是在細胞模式或動物模式中，都具有明顯抗腫瘤作用。

不過在許多臨床試驗中，雖然菇類有提升免疫能力、抗腫瘤細胞增殖的證據，但是僅止於抑制增殖，尚未見可完全有效地消滅腫瘤細胞的證據。

　　這些菇類多醣體的臨床輔助療效特別在胃癌、前位癌及肺癌較具明顯作用。所以在臨床上有許多學者把它定義成「輔助療法」，也就是說，作為癌症療法中手術切除、化學治療、放射治療等治療處理後的輔助治療，以增加病患的存活率或是延長存活時期。

　　本書介紹的8種食用蕈菇，價格比起靈芝或樟芝，僅為其數百或數千分之一，食用蕈菇性溫和，幾乎人人可食用。切勿捨棄食用蕈菇，而迷信靈芝的效果。

誰該補充維生素及礦物質

　　人體需要的營養素高達四、五十種，包括蛋白質、脂質、醣質、維生素、礦物質、纖維素和水等，其中維生素及礦物質對健康扮演了重要的角色。

　　維生素在本質特性上屬一種不可或缺的有機物質，僅少量即可維持健康、代謝、生長及生育的需要。除了維生素D、A及菸鹼酸之外，都不能自行合成，而必須從飲食中獲得。

　　礦物質也是身體不可或缺的物質，總含量佔人體體重的5%，自然界92種元素中，有50種存在人體中，是維持生命、構成激素、酵素、軀體的重要成分。

　　維生素少量即已足夠，過多不一定更好。一般人均不可長期

缺少維生素，否則會妨礙健康。

　　每個人對維生素的需求或需要不完全一樣，一般以每日建議量（RDA）為營養素的合理需求量。

　　維生素與礦物質的補充應以飲食為主，而以藥劑或保健食品為輔，因為維生素與礦物質在各種動、植物中，甚至不同的部位含量不一，所以廣泛攝取各種食物有其必要，而某些維生素於體內無法貯存，必需經常攝取。

　　此外，食物在烹調、加工與貯存時常使維生素流失，因此要留意一般在攝取食物時，實際可以得到的營養素。

　　到底是怎樣的人或哪一個族群的人，必須額外補充維生素、礦物質藥劑或保健食品？以下幾點可供為參考：

◎常有偏食習性的人，有可能導致維生素或礦物質不足。

◎懷孕、哺乳、生長期需更多量之維生素及某些礦物質。

◎常處於工作壓力狀況下的人需要額外的維生素。

◎為了治療目的，常需比一般人攝取更多量之維生素及某些礦物質。

◎更年期婦女。

◎抽菸、酗酒、運動量大的人。

◎上了年紀的人，一般而言，吸收能力較差，需要較多的維生素和礦物質。

◎有特殊飲食習慣者（如宗教禁忌）、素食者。

藥食同源 食物也是藥品

　　自古以來國人對於飲食的價值，除了溫飽外，更重視防病強身的功效，這也是中國飲食文化的一大特色，不分達官顯貴與一般平民百姓，也不分貧富貴賤，都希望能從飲食中獲得身體的健康。《黃帝內經》所說的：「不治已病治未病」，是一種「預防醫學」的根本思想，即是以飲食保健、預防發病，著重無病養生的道理。就如同現在流行的「功能性食品」與「保健食品」。

　　「藥食同源」的觀念，強調食物是屬於廣義的藥品。中醫認為食物具有「四性」（寒、熱、溫、涼）、「五味」（酸、苦、甘、辛、鹹）等特性。食物亦有「等四性」，有些食物的性質不偏寒也不偏熱，稱為「平性食物」。在調配膳食時應使食物與疾病性質相適應，進而能使臟腑之氣調和生成津液維持其生命力。

　　在辨證配膳時應遵照：「寒者熱之，熱者寒之；虛則補之，實則瀉之」的原則，根據不同體質給予相應的飲食。五臟疾病應當注意宜忌，有所謂的「病在心，忌溫食；病在脾，忌飽食；病在肺，忌寒食；病在腎，忌熱食」，稱為「五忌」；「肝色青，宜食甘；心色赤，宜食酸；脾色黃，宜食鹹；肺色白，宜食苦；腎色黑，宜食辛」，稱為「五宜」。

四性	作用	適用體質	食物
寒涼食物	清熱	體質偏熱、熱證病人	螃蟹、蛤蚌、鴨、冬瓜、竹筍、菠菜、海帶、絲瓜、香菇、柿子、橘子、西瓜、椰子、豆腐
熱溫食物	溫陽散寒	體質偏寒、寒證病人	羊肉、鱔魚、蝦、糯米、紅豆、薑、蒜、辣椒、榴槤、山楂、荔枝、龍眼、咖啡、麻油
平性食物	不偏寒熱	熱證、寒證	豬、牛、羊、鵝、海參、烏賊、鯉魚、粳米、玉米、黑豆、空心菜、馬鈴薯、紅蘿蔔、芋頭、蓮子、葡萄、柳丁、枇杷、蘋果、甘蔗、楊桃

食物與四性的關係

五味	作用	適用體質	食物
酸味	收斂、固澀	慢性泄瀉、頻尿、盜汗	烏梅、山楂、檸檬、芝麻
苦味	清熱、利水	熱證、濕證	羊肉、苦瓜、百合、白果
甘味	滋補強身、調和脾胃	體虛、虛證病人	魚、蛋、五穀、水果
辛味	發散、行氣血	寒性體質、受寒引起之感冒	雞、生薑、大蒜、蔥
鹹味	滋陰、補血	虛勞咳嗽、慢性胃炎	豬、黃豆芽、栗子

食物與五味的關係

藥膳不只是加了中藥的菜餚

從燒酒雞到當歸鴨，從餐館到冷凍食品，社會大眾頗能接受藥膳養身的觀念。「藥膳食療」是中醫學的一部分，其在防病治病、滋補強身、抗老延年方面具有獨到之處。藥膳食療利用中藥及食物的綜合作用，能供給人體所需的營養，也能調節人體機能。製作藥膳首要考慮中藥材及食材的選擇，唯有正確使用藥材，及新鮮的食物，並使二者得以適當的配合，才能作出一道好的菜餚。但是藥膳並不只是一種加了中藥去烹煮的菜餚，藥膳食療不同於一般中藥方劑及普通飲食，它是一種具有藥物功效及美味的特殊食品，且具有以下三個特色：

1. 藥膳食療具有中醫中藥的理論基礎：中醫治病的一大特點，就是特別著重飲食的重要。身體器官若得不到所需的營養，就會變得虛弱，無精打采，無法正常運作，身體機能因而出現故障。中醫用藥著重藥物的五味四氣、歸經及升降浮沉，藥膳食療也應該遵循這些原則，不可胡亂使用。

2. 藥膳食療是一種特殊的食品：中醫食療是由藥物、食物及調味料組合而成，它是取藥物之性、食物之味，食借藥力、藥助食威，二者相輔相成、相得益彰。

3. 藥膳食療具有治病、強身、抗老的作用：中醫食療除了防病治病之外，也多用於中醫扶正固本之用，藉由所用的食物和藥物，滋養強壯身體、補氣血陰陽、增強正氣、治療體虛。常用的中藥有枸杞子、人蔘、當歸、大棗、山藥等。

藥膳食療應該依據個人身體的需要來進行，如果食用的藥膳不適當，對健康也會產生傷害，下面幾點可供參考：

◎依據個人的體質，選擇性質相投的食物。

◎適時、適量、適所，不能因為對身體有幫助，而不知節制攝取過量。

◎要經過辯證診斷，使用適合自己體質的藥材。

◎同一時期，不要服用太多種類的食療，以防藥和藥之間的互相作用，如果正在服用西藥，要留意中、西藥間的交互作用。

◎採用食療時除了要配合個人的體質外，亦應該注意季節和環境的不同。

◎關於生冷的食物、茶、咖啡、酒等刺激物，在食療期間應當避免食用，如欲食用應和食療相間隔2小時為宜。

◎兒童食用藥膳，中藥材的用量約為成人的一半。

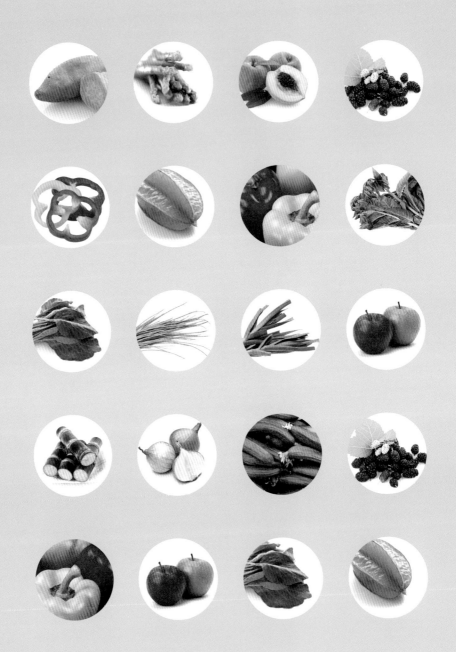

Part 3 乍暖還寒
春天的蔬果
3, 4, 5月

春季飲食養生 六宜一忌

　　春季，天氣暖和，大地回春，萬物開始萌生發育，春季的養生，所謂「春氣之應，養生之道也，逆之則傷肝」。在春季裡應該多作些簡單活動，以發布生氣，並且使身心保持舒暢，以適應春生之氣，使肝氣保持正常的生發和調暢。

　　春季溫差變化大，所以這一季節也多感冒、肺炎等呼吸道的疾病，一些小孩、老人和身體虛弱的人，應隨時保暖，以免外感，平時可吃些金桔、蘿蔔、梨子這些食物，有理氣化痰，清熱潤肺的功效，對呼吸道有保護的作用。

　　許多中藥具有降血脂的功效，副作用少，加以運用能有減重效果，如：

　　（一）山楂：

能降血脂、降血壓，實驗亦證實山楂有降低膽固醇的作用。

　　（二）決明子：

對於降低膽固醇和三酸甘油脂具有一定的作用。

　　（三）綠豆：

減輕冠狀動脈病變，明顯降低膽固醇及三酸甘油脂。

　　（四）靈芝：

實驗結果有降膽固醇作用，但臨床上降脂作用不明顯。

　　（五）大麥根：

有降低三酸甘油脂作用，對降低膽固醇也有一定的作用。

春季天氣漸暖和，此時陽氣升發，飲食養生的原則是：

（一）宜溫補陽氣：

陽氣可以保護人體，增強抵抗力，常吃蒜、蔥、韭可以溫補陽氣。

（二）宜多甜少酸：

脾胃是後天之本，人體氣血生化的來源，脾胃之氣健壯的話，可以延年益壽，春季多吃甜味食物，如山藥、棗子、百合、甘薯，可補益脾胃之氣。

（三）宜清淡多樣：

減少肥肉和高脂肪的食物，還有辛辣的調味品和烈酒。

（四）宜食用新鮮蔬菜：

冬季時維生素攝取恐怕不足，春季要多吃新鮮蔬果和穀類等多纖維質的食物。

（五）宜補充津液：

春季多風，風邪易造成口乾、舌燥、皮膚乾燥、咽痛，可吃些蜂蜜、甘蔗、柑橘類，但是不宜過量。

（六）宜清解裏熱：

裏熱是指體內有鬱熱或痰熱，容易導致頭昏、煩悶、咳嗽、痰多，宜食用蓮藕、荸薺、豆苗、紅豆、鵝肉與貝類。

（七）忌黏硬生冷、肥甘厚味：

黏硬生冷、肥甘厚味的食物，通常不易消化，應避免攝取高脂肪、高膽固醇及高熱量的食物。

春困飲食之道—多吃些健脾的食物

春天到時，草木欣欣向榮，隨著氣候日漸轉暖，有的人會感到困倦、疲乏、沒精打采、昏昏欲睡，甚至出現失眠、頭暈、工作時精神不集中等情形，這就是「春困」的現象。受春困所擾的族群中，上班族群（白領階級）尤其明顯，這些現象顯示身體出現了肺陰虛、肺燥熱、濕痰、肝陽上亢、腎陰虛等病證。

在冬天如果沒做好養藏，到了春季，人的陽氣便會相對不足，導致精神不佳，困意頻至。所謂「冬不藏精，春必病溫」，加以現代人為了打拼，日日生活節奏緊湊，不大可能能夠按季節而調整作息時間表，所以春困症候群也就愈來愈明顯。

解決春困的關鍵是要補充陽氣，多吃些健脾的食物，如山藥、南瓜、馬鈴薯、芋頭等。少吃溫性食物，不吃辛辣、煎炸烤食品、酒、火鍋等熱性食物。

食用蔬菜	食用蔬菜	食物功效
芹菜	味甘辛性涼	具有利水健胃、平肝清熱的作用。
菠菜	味甘性涼	冷滑，能養血、止血、潤燥、利五臟、通腸胃、開胸膈、下氣、調中、止渴。
韭菜	味辛甘性溫	補腎助陽、調和臟腑、行氣活血、增進食慾、暖胃、下氣、散血、除濕。
高麗菜	味甘性平	具有健胃通絡、清熱散結的作用。
山藥	味甘性平	具有健脾養胃、補肺、固腎、益精的作用。

食用蔬菜	食用蔬菜	食物功效
芋頭	味甘辛性平	具有益胃健脾、解毒消腫、調補中氣、止痛作用。芋頭含有豐富的黏液皂素，能增進食慾、幫助消化。
馬鈴薯	味甘性平	可補氣健脾、和胃調中，適宜於脾虛體弱、神疲乏力、食慾不振、消化不良的治療改善。
香椿	性味甘平	功能清熱解毒、健胃理氣、促進食慾、殺菌消炎。殺蟲。

補陽健脾的食物

春季養生—養陽為主
多吃培補腎陽的食物

　　春回大地，春天的氣候逐漸轉暖，人的精神、活動也活躍起來。春季養生的原則以養陽為主，養陰為次。春季陽氣升發，應順時而養，要注重保護萌生的陽氣，使之在體內逐漸充沛旺盛。此外，初春暖涼交錯，宜隨氣候變化而加減衣服等等。

　　在飲食方面，要多吃些培補腎陽的食物，以充實身體的陽氣，增強抵抗力，以抗禦風邪對身體的侵襲。一般人在冬天吃多了油膩、燒烤食物，以致到了春天，會有發熱頭昏、四肢倦怠、腰腿乏力、痰涎堵塞等症狀，宜食用清熱、潤肺、消食食物。

　　以下這些食物可以適度食用，有助於在一年之始儲備活力。

種子類	
芝麻	能補肝腎、潤五臟、潤燥滑腸。
花生	對於食慾不振、營養不良、疲乏、面色萎黃有一定的治療作用。
紅豆	有健脾止瀉、利水消腫的功效。
糯米	有補中益氣、溫胃止瀉及斂汗作用。
蔬菜類	
香椿	功能清熱解毒、健胃理氣、促進食慾。
香菜	有芳香健胃、祛風解毒、醒胃爽口的功效。
蘆筍	有清熱氣，利小便的功效。
韭菜	有溫中行氣、散血解毒、保暖、健胃的功效。
山藥	有健脾止泄、補肺益氣、固腎益精、助消化、斂虛汗的功效，還有滋養美顏的作用。
荸薺	既可清熱生津，又可補充營養，具有涼血解毒、利尿通便、化濕祛痰、消食除脹等功效。

水果類	
蘋果	有生津、止渴、潤肺、養神、除煩、清熱、解暑、化痰、開胃、醒酒等功效。
桑椹	有補肝益腎、生津潤腸、烏髮明日的功效。
桃子	有益顏色、解勞熱的功效，能生津、潤腸、活血。

肉類	
鵝肉	補虛益氣、暖胃生津，尤適宜於氣津不足之人，凡時常口渴、氣短、乏力、食慾不振者，可常食鵝肉。
蚌	滋陰養肝、清熱明目。
雞蛋	可補肺養血、滋陰潤燥，用於氣血不足、熱病煩渴，是扶助正氣的食物。
鯽魚	有和中補虛、除濕利水的功效，胃口不佳可食用。

3-7月 木瓜 助消化 美容養顏

產地：臺南、屏東、高雄

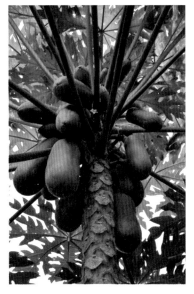

　　木瓜原名番木瓜，我國自古習慣將本國以外稱番，故名番木瓜、番瓜，臺灣則稱為「木瓜」。木瓜原產於熱帶美洲，廣泛在熱帶各地栽培，與中藥用的木瓜，兩者是完全不同的植物。木瓜除日常食用之外，最著名的是飲料—木瓜牛奶，未成熟的青木瓜還可以做蔬食，味美可口，營養豐富。

　　木瓜含豐富糖分、有機酸、維生素A原、B群、C及消化酵素、鈣、鐵等營養成分。木瓜蛋白有助蛋白質消化，可用於慢性消化不良、胃炎。木瓜中的木瓜素有消腫作用，能緩解平滑肌和四肢肌肉痙攣，對痙攣性胃腸疼痛有治療作用。一般來說，青木瓜和熟木瓜的差別是：青木瓜可治胃病，熟木瓜有助消化、養顏美容的效果。

　　中醫認為，木瓜性味甘平、微寒、無毒，有健脾胃、助消化、通兩便、清暑解渴、解酒毒、降血壓、解毒消腫、通乳、驅蟲等功效。用於消化不良、胃炎胃痛、十二指腸潰瘍、高血壓、壞血病、產婦乳汁少、小便不利及大便不通等症狀。

　　而授乳期間的婦女食用可增加乳量，所以木瓜又稱為「乳瓜」。常年消瘦、消化不良的人，不妨嘗試多食木瓜，可以豐腴一些。

選購與食用

🛒 挑選果皮細緻光滑、綠中帶黃、果肉厚，顏色橙黃或鮮紅，肉質細軟、糖分高、氣味芬香的為佳。木瓜成熟時，瓜皮呈黃色，如有黑點，表示已開始變壞。

　在室溫下放到成熟之後，置於冰箱可再放3天。

❗ 有過敏體質的人可能會對木瓜產生過敏反應。體質虛弱及脾胃虛寒的人，不要食用冷藏過的木瓜較好。

　小便淋痛（尿道發炎）的人勿食。

　木瓜多吃會損傷齒骨。

3-9月 甘蔗 助消化 止反胃 脾之果

產地：臺東、花蓮

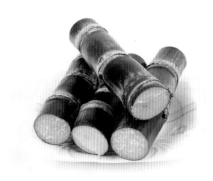

魏晉時代的中醫書籍就已有甘蔗的記載，當時用來食用的是紅甘蔗，紅甘蔗和製糖的甘蔗不同。製糖的甘蔗表皮呈黃白色、甜度高、纖維多、水分少，不適合直接食用；而紅甘蔗不僅可以削皮直接食用，還可以榨甘蔗汁或烤來吃，烤甘蔗熱熱的而且散發出焦糖香味，別有一番滋味。

甘蔗被稱為「脾之果」。因為甘蔗具有幫助飲食消化、吸收等功效。中醫認為，甘蔗性味甘寒，能清熱、生津、下氣、潤燥，治療熱病傷津、心煩口渴、反胃嘔吐、肺燥咳嗽、大便燥結等症。功效為清熱、生津、止渴，故稱甘蔗汁為「天然復脈湯」（治療氣虛血少的心悸、氣短、胸悶，如心肌炎、心律不整），有利咽喉、潤肺潤燥、化痰止咳、大補脾陰、除煩止嘔、利尿通便、解酒毒及風熱感冒。冬天寒流來襲，常會口唇皸裂、手腳皮膚燥裂，可用甘蔗切片輕擦。

甘蔗烤過後，性質會由甘寒變為甘溫，生熟不同，性味殊異。砂糖雖由甘蔗榨汁製成，但是砂糖不同於甘蔗，砂糖並無甘蔗功效，甘蔗性寒能瀉火，砂糖反能助火，所以，吃糖不等於喝甘蔗汁。甘蔗與其他食物配伍一起服用，更能突顯甘蔗的功效，如甘蔗汁加蘿蔔汁，用於肺熱咳嗽；甘蔗汁加荸薺汁，用於熱病口乾；甘蔗汁加西瓜汁，用於解暑清熱；甘蔗汁加生薑汁，用於妊娠嘔吐或反胃嘔吐。

選購與食用

> 🐱 優質甘蔗莖稈粗硬光滑、富有光澤、表面呈紫色、掛有白霜、無蟲蛀孔洞。
> 甘蔗剝皮後可見果肉潔白、質地緊密、富含汁液、有清爽氣息。
> 甘蔗的剖面如果發黃、變酸，有霉味或酒糟味時不能食用。
>
> 🚫 甘蔗性寒，脾胃虛寒者慎服。糖尿病人勿食。
> 有胃寒、嘔吐、腹瀉、痰多等症的病人，要少吃甘蔗。

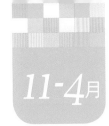

茼蒿 火鍋菜之王 清香助消化

產地：雲林

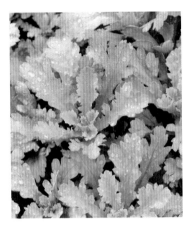

略帶寒意的季節裡，正是大啖火鍋的好時機，火鍋是熱量鹽份頗高的食物，除了肉類和各種餃類之外，不要忘了加上一大把蔬菜同食。

茼蒿可說是火鍋的最佳拍檔，略帶清香，是火鍋中無法被其他蔬菜取代的美味，每年11月至3月初上市的茼蒿，品質佳且價錢公道，但過了3月，氣溫漸升，價格也水漲船高了。

別稱「打某菜」的茼蒿，相傳某個老粗吩咐妻子汆燙整籃茼蒿菜，沒想到煮好之後，從鍋中撈起卻僅有一小盤，老粗懷疑妻子偷吃，便飽以老拳！這是由於茼蒿含水分頗高的緣故。

茼蒿具有和脾胃、利便、清血、養心、清痰潤肺、降壓、助消化、安眠等功效。茼蒿中含有特殊香味的揮發油，有助於寬中理氣，消食開胃，增加食慾；並且，其所含粗纖維有助腸道蠕動，促進排便，達到通腑利腸的目的。

茼蒿內含豐富的維生素A、B群、C、K及胡蘿蔔素，可以安神養心，潤肺補肝，穩定情緒，防止記憶力減退；此外，茼蒿氣味芬芳，可以消痰開鬱。茼蒿含有一種揮發性的精油，以及膽鹼等物質，具有降血壓、補腦的作用。茼蒿中胡蘿蔔素的含量遠超過一般蔬菜，常食茼蒿，對咳嗽痰多、脾胃不和、記憶力減退、習慣性便秘等均有療效。在冬季裡，茼蒿確實是高營養價質的鮮美綠葉蔬菜。

選購與食用

- 選購茼蒿以鮮脆亮麗，無爛葉、無斷枝、不垂軟、無明顯蟲蛀為佳，茼蒿新不新鮮可看葉面茸毛是否完整。色澤深綠、長度愈短香味愈夠；莖長葉枯黃是過時不摘的茼蒿，味道較差。茼蒿不易清洗，應留意農藥殘留問題。
- 茼蒿中的芽香精油遇熱易揮發，這樣會減弱茼蒿的健胃作用，所以烹調時應注意。
  與肉、蛋、食用油共炒可提高維生素A的利用。
- 陰虛發熱（嘴唇深紅，咽燥而渴，大便乾燥，小便短赤）者不宜食用，經常拉肚子者也不要食用。

9-6月 甘薯 補中暖胃、益氣生津

產地：臺北、雲林、屏東

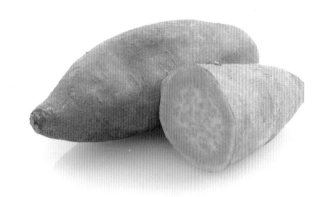

　　甘薯俗稱「番薯」、「地瓜」。原產於美洲墨西哥、哥倫比亞一帶，哥倫布發現美洲大陸之後，甘薯才廣為流傳。甘薯耐旱、耐瘠、穩產高產，適應性強、容易栽培，常在饑荒中發揮救饑的功能，因此被稱為救荒作物。

　　甘薯味道甜美、營養豐富，又易於消化，可供給大量熱量，有的地區把它作為主食。甘薯中纖維素含量多，對促進胃腸蠕動和防止便秘有益，可用來治療痔瘡和肛裂等疾病，對預防直腸癌和結腸癌也有一定作用。黃、橙、紅色等質的品種，還含有豐富的維生素A（胡蘿蔔素），常吃有明目的效用。

　　甘薯可抑制膽固醇的沉積，保持血管彈性，防止肝腎中的結締組織萎縮。它還是一種理想的減肥食物，而且其富含纖維素和果膠，具有阻止醣分轉化為脂肪的特殊功能。

　　中醫認為，甘薯性味甘、平、無毒。有補中暖胃、益氣生津、寬腸胃、通便秘的功效。《本草綱目》記載，甘薯有補虛乏、益氣力、健脾胃、強腎陰的功效。甘薯適合脾胃氣虛、婦女產後、習慣性便秘、慢性肝炎、腎病及癌症患者食用。

選購與食用

🛒 選購甘薯，一般以外形適中、無蟲蛀、硬實、表皮有光澤、沒有斑點的為上，腐爛或帶有黑斑、發芽的可能使人中毒。

甘薯不容易久藏，表皮的黑斑點往往是番薯腐敗的先兆。凍傷或變壞的甘薯，肉質變軟，並有黏液流出，外皮變深褐色不能食用。

🚫 甘薯吃後有時會發生燒心、吐酸水、肚脹排氣等現象，因此一次不吃過多。

胃潰瘍及胃酸過多的患者不宜食用。糖尿病人忌食甘薯。

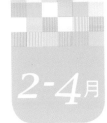

2-4月 防癌蔬菜 蘆筍 要得

產地：彰化、雲林、嘉義、屏東

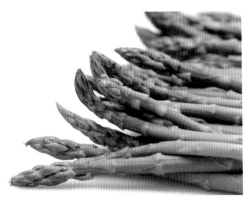

蘆筍也稱「長命菜」；中國大陸叫做「蘆笋（ㄙㄨㄣˇ）」、「石ㄉ柏」，原產於歐洲。大約在二千年前即由希臘人加以栽培，最初當成藥用植物，後來才慢慢當作蔬菜食用。春、秋兩季正是蘆筍上市的季節，依日照的多寡分為白色及綠色兩種，白蘆筍鮮嫩甘甜，但綠蘆筍的總體營養成分比白蘆筍要高。

蘆筍的蛋白質含量，在蔬菜中名列前矛，並含有天門冬胺基酸，可促進人體內氮的代謝。新鮮的蘆筍含葉酸及鐵質，可造血、預防貧血。常吃有安神、解毒、強身、防治高血壓及促進新陳代謝的作用。

蘆筍含有保健功能的特殊營養物質，如天門冬酰胺、天門冬氨酸及甾體皂苷物質以及蘆丁，是名列抗癌食物排行榜的健康蔬果之一，它含有硒、葉酸以及其他很多種的營養素，所以能有神奇的保健功效。蘆筍所含的β-胡蘿蔔素比菠菜多，也含有豐富的鐵、維他命C、維他命E及葉酸，蘆筍是很好的抗氧化食物，也是防癌聖品。

中醫認為蘆筍性味甘寒無毒，有清熱氣、利小便的功效。暑夏口乾、運動後口渴、發燒煩渴，都可吃蘆筍清熱止渴，有清涼降火的功效。

蘆筍熱量低，營養價值高，對於消脂瘦身有助益，可提高免疫力、抗疲勞、防癌、防治心血管疾病，是成年男性保健最佳的蔬菜。

選購與食用

- 選購蘆筍以全株形狀正直、筍尖花苞（鱗片）緊密、不開芒、未長腋芽、沒有水傷腐臭味、表皮鮮亮不萎縮、細嫩粗大者為佳。

  此外，蘆筍不宜久藏，如果不能馬上食用，以報紙捲包，置於冰箱冷藏室，應還可維持2～3天。
- 烹煮蘆筍因汆燙容易造成維他命C流失，所以以炒食為宜。

12-5月 芥藍 高鈣的蔬菜 老年人健骨保眼

產地：雲林

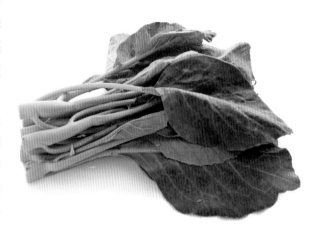

芥藍別名「芥蘭」，又稱「格藍」。它的味道甘辛如芥，顏色深綠似藍，所以叫作芥藍。芥藍的品種很多，常見的有白花、黃花兩種。芥藍爽脆清嫩，咀嚼的時候擦擦作聲。

芥藍帶有苦味，能刺激人的味覺神經，增進食慾，還可加快胃腸蠕動，有助消化；芥藍中還含一種獨特的苦味成分，它能抑制過度興奮的體溫中樞，而有消暑解熱作用；芥藍含有大量膳食纖維，能防止便秘。

芥藍就像其他十字花科蔬菜一樣，含有豐富的硫代葡萄糖苷，是已知蔬菜中最強的抗癌成分，經常食用還有降低膽固醇、軟化血管、預防心臟病的功能。

芥藍是老年人保養的蔬菜，因為它不僅是高鈣而且低草酸，而所含的葉酸及維生素B_6也能幫助骨骼中膠原蛋白的形成，是保健骨骼的蔬菜。芥藍中的 β-胡蘿蔔素可轉換成維生素A，維生素A可預防夜盲症，芥藍中的葉黃素及玉米黃素都是預防視網膜病變及白內障的視力最佳守護者。

中醫認為，芥藍味甘、性辛，有利水化痰、解毒祛風的作用，具有除邪熱、解勞乏、清新明目、散結止痛的功效。搗爛可敷傷瘡，有抗菌及止痛效用。

選購與食用

- 選購葉片完整肥厚、鮮嫩飽滿，不抽苔開花、少蟲蛀斑點、葉梗硬挺但不粗老，莖至葉有粉質覆蓋是正常的。

- 芥藍菜易老化、枯黃，購買後應儘快食用，放愈久苦味愈明顯。芥藍菜有苦澀味，炒時加入少量糖和酒，可以改善口感。

- 《本草求原》：芥藍「甘辛、冷，耗氣損血」，久食芥藍會抑制性激素分泌。甲狀腺功能失調者應少吃。

洋蔥 菜中皇后 降血脂、預防骨質疏鬆

產地：彰化、高雄、屏東

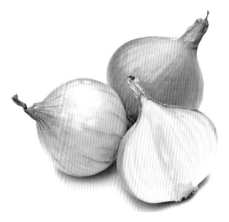

　　洋蔥原產於中亞，又稱為「玉蔥」，歐洲譽為「菜中皇后」。西方醫學之父「希波格拉底」（Hippocrates）認為，洋蔥對視力有益；羅馬醫生則認為洋蔥是開胃良藥。洋蔥不受季節的限制，一年四季都買得到。

　　洋蔥含硫醇、硫化物、槲皮素，及多種胺基酸、維生素C、B_1、B_2、微量元素硒，洋蔥幾乎不含脂肪，而其精油中含有與大蒜類似，可以降低膽固醇的含硫化物之混合物。

　　洋蔥具有明顯的降血脂和增強纖溶活性的作用，為防治血管硬化的蔬菜，可用於動脈硬化症，而且不論生、熟、煎、煮，都有同樣的作用。洋蔥對腸胃道能提高張力，增加消化液的分泌，可用於腸無力症、食慾不振、消化不良及非痢疾性腸炎。洋蔥的殺菌作用，對葡萄球菌、白喉桿菌、滴蟲尤其顯著，此外，洋蔥尚有降血糖、抗糖尿病、預防骨質疏鬆症的作用。

　　中醫認為洋蔥性味辛溫，具有利尿、理氣化滯、化痰、開胃消食等功效，並具有廣泛的藥用價值。主治腹中冷痛、宿食不消、高血壓、高血脂及糖尿病。

　　夏天喜歡吃涼拌食物，可以將洋蔥洗淨切絲，容器內裝冰水，將洋蔥絲浸於冰水中，置冰箱下層冷藏，隔日撈起洋蔥拌蠔油，就是一道好吃又無辛味的生菜。

選購與食用

- 選購球狀緊密結實、無蟲咬、無發芽或長出氣根的洋蔥。
- 洋蔥切前先加熱，在通風口、水流下或在密閉容器內切，可減少嗆眼的氣味。
  喝牛奶、濃茶、檸檬汁可消除食用洋蔥後的異味。
- 急性眼疾充血紅腫、患有瘙癢性皮膚疾病的人忌食。
  胃發炎、陰虛目昏者不宜食用。

2-6月 紅鳳菜 補血菜

產地：臺北、雲林、嘉義

　　紅鳳菜原產於馬來西亞，由於葉背呈紫紅色，煮熟之後汁液呈紫色，因此別名「紅菜」、「紫背菜」。因具有補血功能，又稱為「補血菜」、「當歸菜」，是夏、冬兩季常見的蔬菜。紅鳳菜生長過程幾乎不需要施用農藥，因此是屬於較無農藥污染的蔬菜。

　　紅鳳菜富含磷、鐵、維生素A、蛋白質，具有活血補血的功效，對發育中的女孩是絕佳的料理。而紅鳳菜中高量鐵質，是貧血、產後婦女的「自然補血劑」。此外，紅鳳菜根莖還有止渴、解暑等功能；而其葉有健胃、鎮咳的功用。

　　中醫認為紅鳳菜味辛甘、性涼，具有清熱涼血、活血、止血、解毒消腫的功效，主治咳血、崩漏、外傷出血、痛經（生理痛）、瘡瘍腫毒、跌打損傷及潰瘍久不收斂等症。

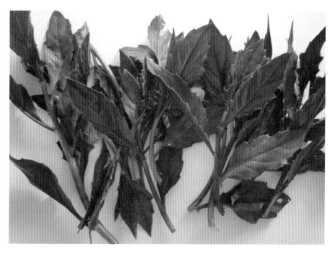

選購與食用

　　選購葉片完整、不枯黃萎爛、綠色與紫色對比明顯、無黑色斑點、用手折梗易斷的紅鳳菜為佳。

　　紅鳳菜可以用報紙包裹放在陰涼通風處，或是放入保鮮袋後置於冰箱冷藏，但最好還是儘早吃完。

　　手腳冰冷、經常腹瀉及脾胃虛寒者不宜多食紅鳳菜。

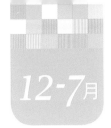

12-7月 韭菜 溫補陽氣 春天吃最適宜

產地：桃園、彰化、花蓮

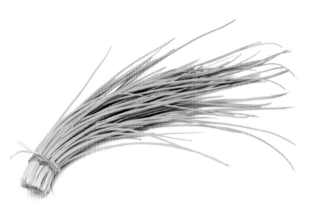

韭菜又稱「長生韭」，顏色碧綠、味道濃鬱，具有在菜餚中提味的效果，也是水餃不可或缺的蔬菜。常見的韭黃是韭菜的軟化栽培品種，因不見陽光而呈黃白色，口感較柔軟，味道也平和得多。

韭菜含有較多的粗纖維，能增進胃腸蠕動，可有效預防習慣性便秘和腸癌，有「洗腸草」之稱。韭菜含有揮發性精油及含硫化合物，具有促進食慾和降低血脂的作用，對高血壓、冠心病、高血脂等有功效，所含硫化合物還具有殺菌消炎的作用。韭菜在蔬菜中含有頗高的胡蘿蔔素與維生素C。此外，還有鈣、鋅、鐵等礦物質。

韭菜為辛溫補陽之品，能溫補肝腎，有「起陽草」之稱，有溫中行氣、散血解毒、保暖健胃的功效。用於反胃嘔吐、消渴（糖尿病）、流鼻血、尿血、痔瘡、陽萎、早洩、產後乳汁不通以及瘡傷瘀腫等症。

春季食用韭菜有益於肝，而初春時節的韭菜品質最佳，古有「春食則香，夏食則臭」之說。春天冷暖不定，韭菜性溫，最適宜保養陽氣，增強人體脾胃之氣，尤其適合婦女因陽氣不足，所致的經期小腹冷痛。

選購與食用

- 選購鮮翠亮麗、無爛葉、無斷枝、不垂軟的韭菜。
  韭菜應趁新鮮儘快食用，保存時以塑膠袋包好，放入冰箱冷藏。韭菜要避免失水，以免老化喪失口感。
- 多食會上火，而且不易消化。陰虛火旺、有眼疾和胃腸虛弱的人不宜多食。
  瘡毒腫痛的人勿食，以免使癢瘡腫痛轉劇。
  有胃潰瘍、十二指腸潰瘍、肝硬化的人，宜慎食。

2-10月 香椿 健胃的樹葉類蔬菜

產地：南投、臺東

　　香椿又名「香椿頭」、「椿」，屬於多年生的落葉性喬木，全株具濃烈氣味。香椿取來食用大約從漢朝開始，是少數樹葉可以拿來作料理的蔬菜，可以炒食或涼拌。

　　香椿的用途廣泛，不僅是景觀及造園上常見的樹種，也是傳統的藥用植物。其樹皮、根皮、葉及果實都具有利用價值，有除熱、澀腸、止血、消炎、止痛、殺蟲及治疗、疸等功能。根皮及樹皮稱為（香）椿皮，為一種收斂劑，其果實為蛔蟲驅除劑，治久痢、便血、帶下及白濁。

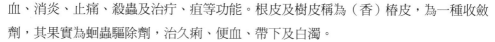

　　中醫認為香椿性味甘、平，含維生素C、B、胡蘿蔔素。有清熱解毒、健胃理氣、促進食慾、殺菌消炎、殺蟲等功能，可治腸炎、痢疾、疔疸、斑禿、尿路感染、食慾不振、氣滯腹脹、赤白帶下及跌打腫痛。

　　聯合國亞洲蔬菜中心研究150種蔬菜後發現，香椿的抗癌效果排名第一，是地瓜葉的3～10倍。香椿為具養生功效的新興保健作物，不僅可以入藥，亦是營養豐富、質地鮮嫩的蔬菜。香椿茶、香椿醬、香椿水餃等亦別有風味，香椿嫩葉炒蛋為芳香健身的名菜。

選購與食用

- 選購幼嫩、葉色鮮綠中帶點紅色、葉脈較細的香椿。
- 香椿屬於少病蟲害的蔬菜，無須過度清洗。
- 香椿不宜久放。因在存放的過程中，亞硝酸鹽的含量會增高，要儘早食用。
  香椿動風（引起震顫、頭暈眼花的症狀），多食令人神昏、血氣微。
  有頑固性疾病及皮膚病人不要食用。

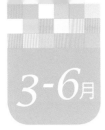

3-6月 香蕉 解宿醉 腎炎不宜

產地：臺南、高雄、屏東

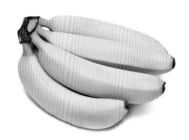

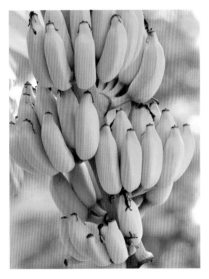

臺灣香蕉名滿天下，曾經是有名的出產國。每年外銷很多的香蕉到世界各地。香蕉香氣濃郁，香甜嫩滑，含有豐富的維生素A、B₂、鎂及鉀，有幫助消化、止瀉、美容、減肥及預防便秘等功效。其鉀含量極高，可預防高血壓及心臟病。

香蕉中的鉀能防止血壓上升及肌肉痙攣，而鎂則具有消除疲勞的效果，運動員運動前後吃一根香蕉，好處多。由於香蕉易消化，因此從小孩到老年人，都能安心的食用，補充均衡的營養。

中醫認為香蕉性味甘寒，具有清熱生津、潤腸通便、潤肺止咳、降血壓、滋補營養等作用。適合大便乾燥難解、痔瘡、肛裂者食用。另外，癌症患者及化療放療後，冠心病、動脈硬化或宿醉的人也適合食用。

選購與食用

- 選購香蕉時，以肥大、果皮外緣陵線較不明顯者為佳。香蕉表皮有梅花斑點狀時食味較佳。選購時留意蕉柄不要泛黑，如出現枯乾皺縮的現象，很可能已開始腐壞。
- 如果表皮稍青，香氣不夠濃郁的話，可用密封罐子存放數天，自然香氣撲鼻，成熟可吃。
- 生香蕉不宜食用；發黴變黑的香蕉亦不能食用，以免中毒。
  糖尿病、胃腸不佳、慢性腸炎、風濕性關節炎及胃酸過多的人不宜食用。
  有寒性痛經的婦女在經期間不宜食用。
  香蕉可能引起過敏，有過敏體質、腎炎及哮喘病人要慎食。

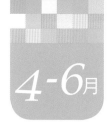

4-6月 桑椹 健體美顏 抗衰老

產地：新竹、臺中

　　桑椹又名「桑果」。原產於亞洲西部、中國及日本。桑椹是桑樹的聚合果，成熟後的果實呈現紫黑色。早在二千多年前，桑椹已是中國皇帝御用的補品。

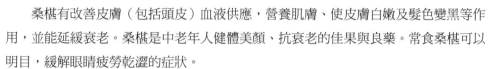

　　臺灣過去栽桑養蠶，至今僅剩東部在栽培。桑椹可生食或加工成果醬、蜜餞、飲料，又被稱為「民間聖果」。

　　桑椹含有活性蛋白、維生素、胡蘿蔔素、鞣質、有機酸及花青素，營養價值不輸給蘋果和葡萄。

　　桑椹有改善皮膚（包括頭皮）血液供應，營養肌膚、使皮膚白嫩及髮色變黑等作用，並能延緩衰老。桑椹是中老年人健體美顏、抗衰老的佳果與良藥。常食桑椹可以明目，緩解眼睛疲勞乾澀的症狀。

　　桑椹對治療糖尿病、貧血、高血壓、高血脂、冠心病及神經衰弱，有輔助療效。

　　中醫認為桑椹性味甘寒，具有補肝益腎、生津潤腸、烏髮明目的功效。可用於治肝腎陰虧、消渴、便秘、目眩、耳鳴、瘰癧、關節不利、鬚髮早白等病症。

飲食佳餚

解熱健胃的桑椹汁

食材：桑椹1/2杯、蘋果1/4個、砂糖少許、冰開水 1/2杯

作法：將桑椹洗淨，蘋果切片，加冰開水用果汁機打碎，再過濾加糖即成，可解燥熱、促進胃腸蠕動。

選購與食用

- 選購果粒完整、無外傷者。
- 未成熟的桑椹果酸多，不宜生食，完全成熟後，果色會轉變為紫黑色，才具有甜味。
- 桑椹中含有溶血性過敏物質，過量食用後容易發生溶血性腸炎。

  兒童不宜多吃，因桑椹內含有較多的鞣酸，會影響人體對鐵、鈣、鋅等礦物質的吸收。

  脾虛便溏者不宜吃桑椹。較甜的桑椹，糖尿病人應忌食。

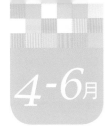

4-6月 桃子 天下第一果 養陰生津、潤腸燥

產地：桃園、臺中、南投

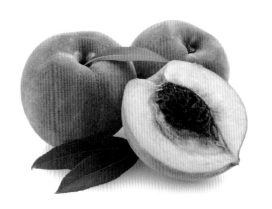

桃子別名「壽果」。桃樹在遠古時期就已開始種植。據統計，全世界約有一千個以上的品種。文學中常用桃花來象徵新生與青春的意義，桃子果型美觀，肉質甜美，被譽為「天下第一果」。

桃子含有各種營養素，尤以鐵的含量最為豐富，是缺鐵貧血患者的理想食療佳果。此外，桃子含鉀多，含鈉少，適宜水腫患者食用；對慢性支氣管炎、支氣管擴張症、肺纖維化、矽肺、肺結核等出現的乾咳、咳血、慢性發熱、盜汗等病症，有養陰生津、補氣潤肺的保健作用；桃子還富含膠質，能有效預防便秘。

中醫認為，桃子味甘酸、性溫，明代《本草綱目》指出，桃為「肺之果，肺病亦食之」。桃性溫，有益顏色、解勞熱的功效，能生津、潤腸、活血，有破血祛瘀、潤燥滑腸的功效，能活血行血、清散瘀血、去痰潤瘀腸，對於呼吸器官有鎮定作用，可止咳、平喘。炎夏食桃，可養陰生津、潤腸燥。

選購與食用

🛒 挑選外皮顏色分布均勻、無碰傷的桃子，如果稍帶點黃色的最好。不要挑選頂端已經呈現紅色，但果蒂處還是綠色的。

要長時間冷藏的話，務必先用紙將桃子一個個的包好再放入冰箱中。桃子如果過熱，甜味並不會增加，只會讓果肉更軟更爛而已，所以最好儘快吃完。

🍑 桃子通常是連皮一起食用，所以一定要沖洗乾淨，如果要把皮去掉也可以，但就失去了表皮的營養。

❗ 桃子食用過多容易產生燥熱（上火），凡是內熱偏盛、易生瘡癤的人不宜多吃。李時珍曾說：「生桃多食，令人膨脹及生瘡癤，有損無益」。

桃子的纖維多，如果吃太多，反會導致消化不良。糖尿病患者、血糖過高者忌食桃子。

12-5月 菊苣 清肝利膽的保健蔬菜

產地：臺北、新竹、嘉義

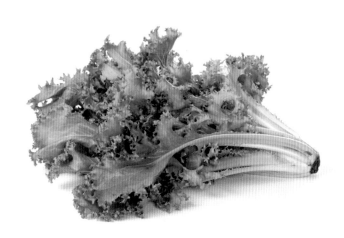

　　菊苣別名「苦菜」、「皺葉苦苣」。原產於地中海沿岸，早在二千年前就已有食用的記載，菊苣葉呈淺綠或深綠色，主要特徵是具有不整齊的羽裂狀及尖齒緣的葉子。春、夏兩季正是食用菊苣的好時節。

　　菊苣葉是羅馬食譜中的代表性食物之一，其以大蒜及紅椒炒香，並伴以肉類及馬鈴薯，來突顯菊苣葉的微苦口味及辛香。而菊苣的根，在英、美等地還被作為廉價咖啡代用品。

　　菊苣含有山萵苣素和山萵苣苦素等苦味成分，具有清肝利膽的功效，所含的萵苣素則有鎮痛和催眠作用。食品中常添加的菊糖（一種水溶性的膳食纖維），大部分是由菊苣根部所萃取出來。

　　菊苣有清熱、涼血、明目、解毒的功效，可治血淋、黃疸、肝硬化、痔瘡、視力變差、白內障及青光眼等疾病。

　　菊苣為綠色無公害蔬菜，栽培過程中少有病蟲危害，所以幾乎不施用農藥，被列為21世紀的保健蔬菜。購買菊苣時應選擇色澤明亮、鮮綠、質地清脆、不萎黃者。菊苣主要用來生吃，當然也可當作一般的蔬菜炒食，但是切忌高溫煮、炒，因菊苣葉經高溫後會變成難看的黑褐色，維生素也會被破壞殆盡。

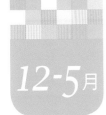

12-5月 甜椒 養眼養顏的漂亮蔬菜

產地：新竹、屏東、花蓮

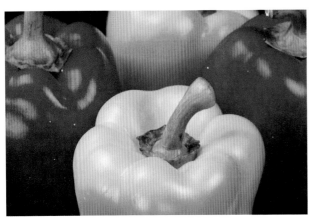

甜椒原產南美洲的熱帶地區，它的辣味甚淡，甚至根本不辣，是辣椒的改良品種，甜椒與青椒系出同門，但是味道甜多了，有紅、黃、紫等各種顏色，臺灣全年都有收成。

甜椒含有豐富的維生素C和 β -胡蘿蔔素，在所有蔬菜中含量相當的高。它能增強免疫力，對抗自由基的破壞，並減少心臟病和癌症的發生。而且維生素C和 β -胡蘿蔔素的結合，能對抗白內障，保護視力，還可以使皮膚白皙亮麗。

甜椒能增強人的體力，緩解因工作、生活壓力造成的疲勞。其特有的味道和所含的辣椒素，有刺激唾液和胃液分泌的作用，能增進食慾，幫助消化，促進腸蠕動，防止便秘。還可以防治壞血病，對牙齦出血、貧血及血管脆弱有輔助治療作用。

採用生食、汆燙、低油烹調或運用甜椒豐富多彩的顏色，做涼拌等烹飪方式，最能保留甜椒的特色。

中醫對它的看法和辣椒一樣，有溫中下氣、散寒除濕的功效。

選購與食用

🛒 選購色澤鮮豔、表皮光亮、果實飽滿的甜椒，冷藏保存時，以保鮮膜或塑膠袋包好，至少可放一週。

如外皮起皺、變軟或果蒂周圍出現褐色斑點，表示已不新鮮。

🍳 甜椒烤過後，更甜更爽口。

⚠️ 甜椒不宜一次吃得過多。潰瘍、食道炎、咳喘、咽喉腫痛、痔瘡患者應少食用。

如有對茄科食物過敏的人或關節炎、類風濕性關節炎患者，食用上需特別注意，不宜多食甜椒。

12-1月 蒜苗 降血脂 保護肝臟

產地：雲林、宜蘭

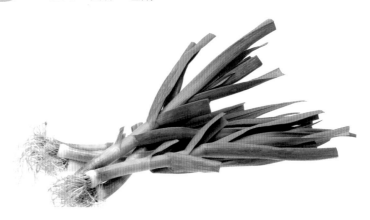

　　蒜苗又叫「青蒜」，就是大蒜的莖葉，產季從秋季到春季。蒜苗在菜餚中扮演去腥的功效，突顯海鮮和肉類的鮮美。蒜苗的辛辣味比大蒜要輕，具有的蒜香能增加菜餚的香味。

　　蒜苗含有辣素及揮發油，有殺菌能力，對預防流感、防止傷口感染、治療感染性疾病和驅蟲有功效。蒜苗具有降血脂及預防冠心病和動脈硬化的作用，並可防止血栓的形成，它還能保護肝臟。蒜苗內含有微量元素硒，在體內有抑制致癌物的作用。

　　蒜苗味苦辛、性溫無毒，功能理氣、寬胸、通陽、散結、補虛調中，可用於治療胸脘痺悶、胸陽不振的胸痺證、諸瘡腫結。高血壓、動脈硬化、癌症、食慾不振、胃酸不足的人適合食用，一般而言，在防病治病上，生吃較煮過的好。

選購與食用

- 以鮮翠亮麗、蒜葉柔嫩、蒜莖基部無膨大的蒜苗為佳。如果根部變紅，表示太老或放太久。
  蒜苗應儘快食用，若要保存則以保鮮膜包好，放冰箱冷藏。
- 不宜烹煮得過爛，以免辣素被破壞。
- 消化功能不佳、易長青春痘的人宜少吃蒜苗。有肝病的人過量食用，有可能造成肝功能障礙，引起肝病加重。
  過食蒜苗會影響視力。陰虛火旺（火氣大）、胃潰瘍、便秘、眼睛發炎的人忌食。

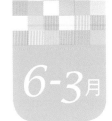

6-3月 楊桃 生津解熱 醒酒助消化

產地：苗栗、彰化、臺南

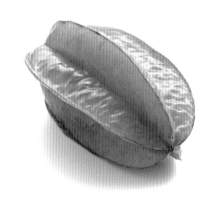

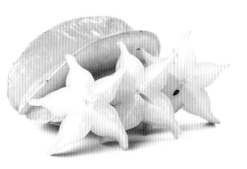

楊桃別名「羊桃」，因為長相特殊，又名「五稜子」、「星星果」，原產於東南亞的馬來西亞等地，早在漢朝時就有記載，楊桃果肉黃亮、質細脆嫩、爽甜多汁，除了鮮食，也可做成蜜餞、果乾、果汁等食品。

楊桃含糖量在水果中居首位，含蔗糖、果糖及葡萄糖。尚含蘋果酸、檸檬酸、草酸及維生素B_1、B_2、C等，有助消化、滋養的保健功能，能減少身體對脂肪的吸收，有降血脂、降膽固醇的作用，可預防高血壓及動脈硬化。

中醫認為，楊桃性寒味甘酸，主風熱、生津、止渴，具有下氣和中、清熱止渴、生津消煩、利尿、解毒、醒酒、助消化等功效，可用於治療風熱咳嗽、口渴煩躁、咽喉疼痛、口腔炎、牙痛、肝病、小便不利、結石症、壞血病及食毒、酒毒。適合感冒肺熱咳嗽、咽喉疼痛、夏季煩熱口渴、小便澀熱、飲酒過量、醉酒的人，或正進行放射治療的癌症病人食用。

選購與食用

- 🛒 選購外觀清潔、果斂肥厚、果色較金黃、稜邊青綠，且富光澤有透明感覺的楊桃。
  楊桃買回來後，放在陰涼通風處即可，如果放在冰箱，比較容易產生褐變。
- ❗ 楊桃鮮果性寒，多食易使致脾胃濕寒，便溏泄瀉，有礙食慾及消化吸收。
  楊桃含有高量的草酸鹽，腎功能異常者應避免食用楊桃及其加工製品。
  冰鎮後的楊桃較易傷脾胃。

【吃楊桃 有訣竅】

　　大多數人都吃過楊桃、楊桃汁或楊桃蜜餞。一般來說，楊桃是對健康有益的水果，但是，對吃的太多或吃不得的人，吃了都會造成一些遺憾。報載臺中一名男子，一口氣喝了多杯神壇私釀的楊桃酒而暴斃，撇開因為水果發酵產生的甲醇中毒及飲用高濃度酒類，造成酒精中毒致死不談，說明食用楊桃不慎是會鬧出人命的。

　　腎功能正常者，在空腹及脫水狀態下，短時間吃入大量楊桃後，會產生可逆性急性腎衰竭，而造成急性腎衰竭的原因，是因楊桃含有大量的草酸，食入過量會造成草酸堆積於腎小管，而使腎小管壞死。尿毒症或慢性腎衰竭的病人，食用楊桃會產生肢體麻木、痙攣、意識不清及死亡。再者，楊桃含有未知的神經毒素，腎功能差者，會因排除能力不好而中毒。

　　民間常見的草藥如酢漿草、羊蹄等植物也含有高量的草酸鹽，中藥中則首推大黃，蔬菜中以菠菜所含的草酸最高，其他含草酸的常見食品如秋葵、萵苣、花生、胡桃、芝麻、小麥胚芽、可可、胡椒等。一般來說，中藥很少單用大黃一種藥材；而蔬菜通常經過烹煮，並且多種食品一起食用，中毒的風險較低。

　　總之，楊桃雖然是一種不錯的水果，一般民眾適量食用相當安全。但對患有腎功能障礙的人，則應避免食用楊桃及其加工製品；一般人也應避免在空腹及脫水的情況下大量食用楊桃。

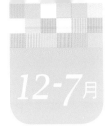

聰明吃葱

產地：彰化、雲林、嘉義、宜蘭

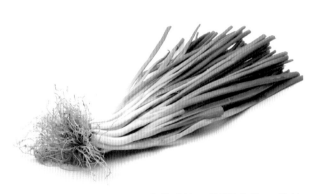

葱原產於中國，自古即兼作藥用，是廚房裏的必備食材，可說是東方蔬菜的代表。在食物烹調時，葱對海鮮、肉類等去腥的功效特別好用。

葱含有具刺激性氣味的揮發油，能去除腥、膻等油膩及厚味菜餚中的異味，會產生特殊香氣，可以刺激消化液的分泌，增進食慾。此外，葱還有舒張小血管、促進血液循環的功效，有助於防止血壓升高所致的頭暈，可使大腦保持靈活並有預防老年癡呆的作用。

葱含有微量元素「硒」，有防止人體細胞老化的功能，並可降低胃液內的亞硝酸鹽含量，可預防胃癌及多種癌症。葱中的揮發性辣素有殺菌的作用。它由汗腺、呼吸道、泌尿系統排出時，能輕微刺激相關腺體的分泌，而產生發汗、祛痰、利尿的作用。

中醫認為葱性味辛、溫，有通竅、發汗逐邪、通利關節的功效。傷風感冒、發熱無汗、頭痛鼻塞的人宜食。也適於腦力勞動者、胃寒而食慾不振、孕婦、頭皮屑多而癢者。

選購與食用

- 選購莖葉挺直、鮮麗、青翠的葱，白梗部分要堅實、略帶光澤、有彈性，白、綠部分要明顯分明。青葱易乾萎，冷藏時要用紙、保鮮膜或塑膠袋包好。
- 葱葉中含有豐富的胡蘿蔔素，丟棄可惜。
  拌製肉餡時，葱末要在臨用餡時才加入。
  葱對汗腺刺激作用較強，有狐臭患者在夏季應慎食；表虛多汗的人應忌食。
- 過多食用會損傷視力。患有胃腸病的人亦不要吃太多。

蒜苔 辣味比大蒜輕 早春的珍饈

12-3月

產地：彰化、雲林、臺南

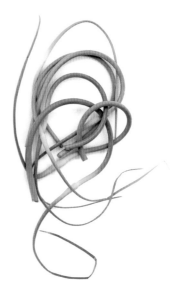

　　大蒜是一種古老的作物，大蒜與蔥、薑、韭、薤合稱「五辛」，是食物烹調不可缺少的香辛料。大蒜的下部由蒜瓣集合成的蒜球俗稱為「蒜頭」，莖葉萌發柔嫩時稱為「青蒜」或「蒜苗」，等到青蒜長出花梗，花苞未開，連著纖細修長的花莖，即稱為「蒜苔」。

　　每年農曆過年前後至清明，是蒜苔上市的時節，蒜苔香氣撲鼻、脆嫩清甜、飽含水分，是早春的珍饈。蒜苔的辛辣味比大蒜輕，但是蒜香不輸大蒜，不僅能增加菜餚的香味，用量也從配角變為主角。

　　蒜苔含有糖類、粗纖維、胡蘿蔔素、維生素A、B_2、C、鈣、磷等，其中所含的粗纖維，可預防便秘；豐富的維生素C具有明顯的降血脂及預防冠心病和動脈硬化的作用，並可防止血栓的形成；蒜苔能保護肝臟，誘導肝細胞脫毒酵素的活性。

　　蒜苔可溫中下氣、補虛、調和臟腑。《本草拾遺》記載：大蒜去水惡瘴氣，除風濕，破冷氣，爛癬瘑，伏邪惡。蒜苔性味較大蒜溫和，用量可增加，蒜苔主要用於炒食或做配料。不過不宜烹煮得過爛，以免辣素被破壞殆盡，降低了殺菌作用。

　　從市場買回的新鮮蒜苔，可用滾水快速汆燙一下，切段，搭配香菇、肉絲或臘肉快炒，味道鮮美。水仙花的花梗很像蒜苔，曾有人誤食中毒，要留意！分辨的方法是水仙花梗中空，而蒜苔花梗為實心。

選購與食用

　　選購時以新鮮、脆嫩、無粗老纖維，條長（約2尺）、上部濃綠、基部嫩白、尾端不黃、不爛、不萎、花苞不開花的蒜苔為佳。

　　消化功能不佳的人宜少吃；過量食用的話可能會影響視力；此外，有肝病的人如果吃太多，可能會造成肝功能障礙。

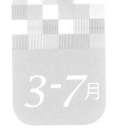

3-7月 蘋果 保青春 減脂肪 青春美容果

產地：臺中、南投

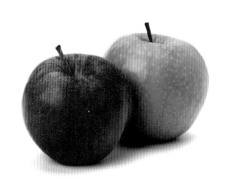

蘋果形、質、色、香、味俱佳，所以有「水果之王」的美譽。西方人說一天一顆蘋果，不用看醫師，現代醫學也認為蘋果是病人補助食物中的重要水果，由其成分、功效來看，此言不假。

蘋果含豐富醣類，多種維生素及鈣、磷、鐵、鉀等礦物質，且含蘋果酸、檸檬酸、酒石酸、單寧酸等有機酸、果膠及胡蘿蔔素。蘋果中的鉀鹽，可使人體內鈉鹽及過多的鹽分排出，有助降低血壓。而其有機酸類成分，能刺激腸蠕動，並和纖維素共同作用，可保持大小便暢通。蘋果所含的單寧酸可同時緩治輕度腹瀉和便秘。

中醫認為蘋果性味甘涼，有生津、止渴、潤肺、養神、除煩、清熱、解暑、化痰、開胃及醒酒等功效。諸氣不足、消化不良、氣滯不通者，以蘋果打成果汁食用，即可消食順氣。

蘋果是青春果也是減肥果，其所含的蘋果酸是美容的成分，它可使皮膚變得細嫩紅潤；蘋果酸及果膠可使血液中膽固醇減少。

飲食佳餚

青春美容的蘋果汁

食材：蘋果1/2顆、檸檬3片、鳳梨30克、高麗菜20克、蜂蜜

作法：將蘋果、檸檬、鳳梨、芹菜、高麗菜，一起打汁，過濾後調適量蜂蜜服用，可去除青春痘、雀斑、黑班等惱人的問題。

選購與食用

要挑外表完整、沒撞傷、沒蟲害，聞起來有香味的蘋果。

蘋果買回家後應置於塑膠袋中，勿完全密封，可儲存2~3週。

多食令人肺壅（肺悶塞）、臚脹（腹脹），有病尤甚。

糖尿病人、平時有胃寒病者忌食蘋果。

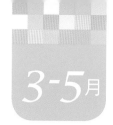

3-5月 酸酸梅子 促進食慾的食材

產地：南投、高雄、臺東

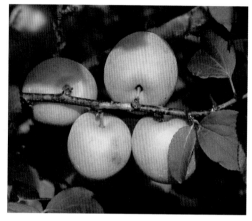

望梅止渴想必是家喻戶曉的故事。3月正是梅子上市的季節，醃漬的梅子是零嘴，可防暈車、反胃，也是保健的食品。日本人稱呼梅子為「好吃的藥」、「梅子大夫」。梅子別名酸梅、春梅，果實即將成熟時採摘，顏色青綠的稱為青梅。青梅經煙燻烤或置籠內蒸後，顏色烏黑，稱為烏梅，是常用的中藥材。

梅子鮮果含蘋果酸、檸檬酸、枸櫞酸、維生素C、鈣、鉀、磷、鐵及穀甾醇等成分。研究發現，烏梅對多種細菌有抑制作用，因此以往便當中，總是少不了一粒醃漬的梅子；烏梅體外試驗對人體子宮頸癌有抑制作用，常食梅肉可以防癌抗癌，益壽延年；鼻咽癌等頭頸部的癌症病人，常吃梅子可緩解放射線治療後引起的口渴。梅子中的鉀可防止大熱天汗出太多引起的低鉀現象，如倦怠、乏力、嗜睡等。

中醫認為，梅子味酸澀、性平，入肝、脾、肺及大腸經，有溫脾斂肺、健胃生津的作用，有改善嘔吐、便血尿血、促進腸胃蠕動、改善久痢、清除腹脹、促進食慾、暈車暈船、解酒等功效。酸梅可解嘔、解酒；梅乾可除口臭；話梅可安胃、止嘔。梅子有收澀作用，用於虛性的久咳、脾虛的泄瀉、體虛引起的便血及婦科出血等。

梅子味極酸，會刺激牙齒、咽喉、食道，多食易損齒。胃酸過多、消化性潰瘍的人不宜多食；外感咳嗽、濕熱瀉痢等邪盛者忌用。

選購與食用

🛒 選購青梅時以顏色較青綠、果型完整飽滿、外表附著絨毛、新鮮無蟲害、無破損腐壞為佳。

🍴 硬的梅子，適合做脆梅與梅酒；如做軟梅，則要選擇較有彈性的果肉。自家醃製梅子不僅衛生，也不必擔心是否加了色素、防腐劑或人工甘味劑等問題，值得一試。

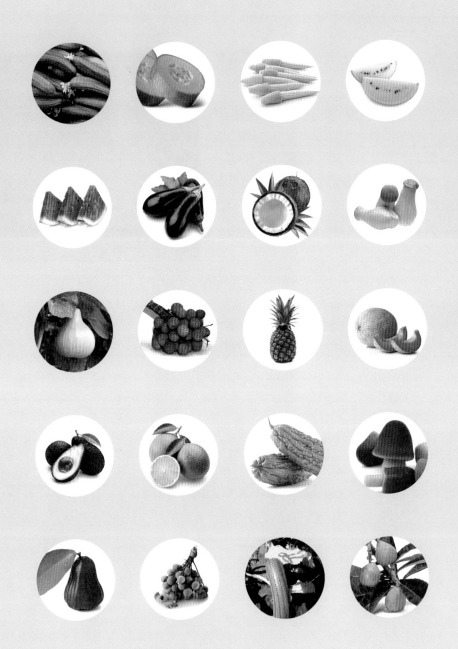

Part 4 暑熱迫人
夏天的蔬果
6, 7, 8月

夏季的飲食 有5原則

時序進入六月，傳統上認為過了端午就是夏季了。夏季天氣炎熱，是一年中陽氣最盛的季節，這個時期身體的新陳代謝最旺盛，由於暑與濕是夏季的主氣，所以夏季的飲食要注意防暑保陽。

夏季一方面身體消耗增加，天熱大量出汗導致礦物質和水分流失，再者，夏季食慾降低和消化吸收不良，可能導致營養素代謝的紊亂，宜多吃具有祛暑益氣、生津止渴的食物。

夏季的飲食原則如下：

（一）補充足夠的蛋白質和維生素：

在炎熱的天氣下，蛋白質和維生素的代謝增加，宜補充魚、蛋、豆、奶類，夏季蔬果中以西瓜、甜瓜、桃、李富含維生素C，豆類、豬肝、瘦肉富含維生素B。

（二）補充水分和礦物質：

水分的補充要少量多次，鈉的補充要視出汗的多寡，補充鹽分；鉀的補充也由食物來獲得，如蔬果、豆類、海帶。

（三）飲食宜清淡：

夏天多吃營養、清淡的食物，少吃油膩、厚味及熱性食物，尤其是煎、炸食品或糕點。清淡不等於素食，素食中的蛋白質含量稍嫌不足，夏天要適量吃肉、蛋、魚、奶類食物，倒是烹調時多用清蒸，葷少素多搭配。

（四）冷飲要適度：

夏季試量吃些冷飲或生菜，能消暑解渴，但是，夏天人體陽氣在外，陰氣內伏，胃液分泌相對減少，消化功能較低下，切勿

貪涼而暴食冷飲，另一方面，瓜果類食物也不可以吃太多。冠心病、氣喘、慢性支氣管炎患者不宜吃冰品，以免加重病情，或使舊病復發，此外，不宜用飲料代替飲水。

（五）注意飲食衛生：

夏天飲水較多，沖淡了胃液，降低了胃液的殺菌力，再者，濕熱的氣候也適合病菌的滋生繁殖，食物較易腐敗變質。

夏季養生護脾胃　適度吃清涼的食物

夏季是萬物生長最旺盛的季節，人體生理活動也處於最活躍的時期，身體消耗的營養成分為四季之最。天氣熱，人體胃腸受到暑熱的刺激，功能相對減弱，因此，如何保持胃腸功能正常，以增強免疫力，正是夏季養生之道。

夏季要使身體保持健康，不受損傷，在飲食上忌食性熱生發的食物，以免耗氣傷津，食物的選擇要偏於清涼，但是也不宜過於寒涼滋膩，如此反使暑熱內伏，不能透發。

夏季的飲食原則，應以低脂、低鹽、清淡、多維生素的食物為主，功能上選擇清熱消暑、解毒利尿、健胃的食物。以下這些食物，可以適度食用，有助於度過酷熱的季節：

種子類	
綠豆	有清熱解毒、消暑解渴、利尿消腫、潤喉止渴及明目降壓之功效。
小米	益氣,治胃熱消渴,利小便。
黃豆	利水下氣,制諸風熱。

蔬菜類	
冬瓜	有利尿消腫、清熱解毒、止咳化痰、解魚蟹毒的功效。
空心菜	可以防暑解熱,涼血排毒。
山蘇	具有利尿、預防高血壓、糖尿病的功效。
小黃瓜	能消暑解熱、生津止渴、降火解毒。
絲瓜	具有清熱化痰、涼血解毒、祛風化痰、潤肺止咳、利尿消腫、生津止渴、解暑除煩功效。
苦瓜	有清暑滌熱、明目解毒、解勞乏的功效。

水果類	
西瓜	有止渴生津、利尿、解煩渴、清熱消暑、解酒毒等功能。
甜瓜	具有清熱利尿、止渴功效。
甘蔗	清熱、生津、下氣、潤燥。

肉類	
豬肉	有益氣健脾、補養肝腎、滋陰潤燥的功效。
蛤蜊	性味鹹、寒,具有滋陰潤燥、利尿消腫、軟堅散結等作用。
豬肝	有補肝、養血、益目的功能。
海蜇皮	有清熱降壓、消積潤腸的功效。
鯉魚	有健脾、消水腫、利小便的功效。

燠熱的環境

當今的環境污染問題,一般是指有毒、有害的化學物質、粉塵、電磁波及放射性物質等,以及空氣和水造成的污染,除此之外,熱污染也是一種威脅生存的新環境污染。

住在類似臺北、高雄這樣的大城市裡的人,在夏季往往覺得特別悶熱,這是因為城市裡的溫度比周邊地區高,再加上冷氣用電增大,導致氣候變化異常。如果用等溫線表示的氣溫分布圖,氣溫高的部分呈島狀,稱為「熱島現象」,也稱為「大氣熱污染現象」。

熱污染即指工業生產和人類生活中排放出的廢熱所造成的環境污染。熱污染還對人體健康產生了許多危害。它降低了人體的正常免疫功能,致病菌對抗菌素愈來愈強的耐熱性已降低了身體

對疾病的抵抗力，從而加劇各種新、舊傳染疾病併發大流行。

溫度上升及生態系統的變化，為蚊子、蒼蠅、蟑螂、跳蚤和其他傳病昆蟲，以及病原體、微生物等，提供了最佳的孳生繁衍條件和傳播機制，導致瘧疾、登革熱、血吸蟲病、恙蟲病、流行性腦膜炎等疾病的擴大流行和反覆流行。特別是以蚊子為媒介的傳染病，目前已呈急劇增長趨勢。

城市氣溫過高會誘發冠心病、高血壓及中風等疾病，會直接損害人體健康甚至威脅生命。熱污染還會導致臭氧層的破壞，陽光紫外線過強會灼傷皮膚，使皮膚癌發生率增高。

對抗熱污染之道

在燠熱的環境下生活，難免會有精神不濟、免疫力降低及情緒不佳等情形，如果利用飲食養生的方法，可以對抗不適、避免生病：

神經衰弱	常吃具有養心安神調理心脾的食物，如葡萄、胡桃、海參、玉米、金針，忌食辛辣香燥的刺激性食物。
增強免疫力	常吃富含維生素A、B、C、E及葉酸、胡蘿蔔素的食物，如紅蘿蔔、優酪乳、十字花科蔬菜、大蒜、洋蔥、香菇、胚芽米、糙米、豆類、乳製品、蛋及堅果類。

發熱	多吃清淡易消化，具有清熱、生津、養陰的食物，如冬瓜、綠豆、番茄、牛肉、白菜、荸薺、椰子，忌食難消化、高脂肪及油煎烤炸食品。
情緒管理	飲食均衡正常，多補充蔬菜水果及五穀雜糧類等高纖維的食物、B群維生素、深海魚油等，並規律運動。

夏日六瓜抗暑熱

烈日臨空，流火爍金，人人都感到酷熱難擋，身體為了維持陰陽平衡，因而出汗解暑。這本是正常的機制，但是暑邪極易傷津耗氣而出現陽氣虛（身汗肢冷、疲乏無力、食慾不振）和陰血虛（五心煩熱、午後兩顴紅赤、睡眠不實、口燥咽乾）的病證。

因此，在這炎熱的日子裏，吃點消暑清熱的瓜果會感到清涼滿口、煩渴漸消。

夏日六瓜抗暑熱，值得一試。

夏日六瓜	性味	功效與注意事項
西瓜	性寒、味甘	◎含有豐富的果糖、胺基酸、多種維生素及鈣、磷、鐵等微量元素和果膠、纖維素等物質。 ◎有清肺、解暑熱的功效，對煩熱口渴、喉腫尿黃及腎炎等症有益。 ◎腹瀉及腸胃不佳者不宜多食。

哈密瓜	味甘、性寒無毒	◎具清熱利尿、止渴功效，可治暑熱、發燒、中暑、口渴、小便不利，適合夏季煩熱口渴（特別是中暑時）、貧血、便秘者食用。 ◎脾胃虛寒、寒積腹脹或腹痛、小便頻數、心臟病等人慎用或忌用。
苦瓜	性寒、味苦	◎含有豐富的蛋白質、脂肪、碳水化合物、維生素等，可除邪熱、解勞乏、清心明目、益氣壯陽。 ◎虛寒體弱（脾胃虛寒、拉肚子）者要慎食。
冬瓜	性平、味甘	◎有養胃生津、滌穢除煩、消癰行水等功效，有開胃作用，而且滋補利尿、減肥。 ◎陰盛陽虛及常拉肚子的人少吃。
絲瓜	性涼、味甘	◎有除熱利腸、祛風化痰、涼血解毒等功效。 ◎其營養成分也很全面，含蛋白質、鈣、磷、鐵、胡蘿蔔素、核黃素、抗壞血酸等。 ◎常拉肚子的人不宜多食絲瓜。
大黃瓜	性味甘涼	◎質地脆嫩，有獨特的清香味。黃瓜含多種維生素、多醣類、多種游離氨基酸與鈣、磷、鉀、鐵等微量元素。 ◎有清熱解毒、利尿、潤腸通便等功效。 ◎冷拌熱炒皆可，夏季食用，清爽可口。

端午節習俗的現代觀

　　端午節時，習俗上會把菖蒲、艾草及榕枝插於門上。其中菖蒲、艾草是用來驅蟲避邪的植物。菖蒲葉成劍形，古代稱為「水劍」，用來驅鬼；艾草可招百福，兩種植物也是常用的中藥；榕枝是民間避邪物，道士做法時找不到柳枝，會用榕枝代替，榕枝、艾草有所謂「插榕卡勇龍，插艾卡勇健」的說法。至於雄黃酒，俗諺說「飲了雄黃酒，百病都遠走」，雄黃是一種橘色的礦物，把它調在米酒中即為雄黃酒。

　　菖蒲外用能驅蟲殺菌，內服可健胃、驅風、提神；艾草有特殊香氣，具有驅蚊蟲的功效，婦科常用於治療痛經、月經失調；雄黃解百毒、避百邪、殺百蟲，中醫認為，雄黃具有解毒殺蟲之功效，常用於治療疥癬、痛疽瘡毒等。雄黃是一種含砷的有毒礦物，主要化學成分是硫化砷，遇熱或鍛燒後便成為三硫化二砷（即砒霜），故雄黃酒只能略飲，多飲了會中毒。

　　端午在時序上是由春入夏的季節，也正是蚊蟲活躍的時期。古人以有限的資源，運用菖蒲、艾草及雄黃來驅蟲避邪、預防疾病，亦可想見先人的苦心。然而，習俗歸習俗，今天，我們有更多的選擇來對付夏天的蟲害。

驅蟲物品	原理	注意事項
蚊香	利用高溫燃燒,將殺蟲劑緩慢釋放至空氣中。	以木屑、米糠等合成的蚊香,點燃氧化後會產生多環芳香烴物質,可能致癌。
電蚊香	利用除蟲菊酯類所散發出之特殊氣味將蚊子燻暈。	◎會放出甲苯及其他未知的危害性化學物質。 ◎在密閉空間使用過久,會引起不適的症狀如咳嗽、流鼻水、鼻塞、喉嚨痛。 ◎對過敏體質的人來說容易產生打噴嚏、呼吸困難、呼吸短促、胸悶或支氣管痙攣。
防蚊液	主要成分為待乙妥 (DEET),DEET為人工合成的化學物質,它散發出之氣味令昆蟲不敢靠近。	◎過量的DEET對人體有害,副作用包括皮膚炎、過敏反應。 ◎DEET被皮膚吸收後,會對神經、心臟血管方面產生毒性。 ◎DEET對兒童更易出現副作用,如抽搐、昏迷、腦病變等症狀。 ◎兒童使用之防蚊液中DEET濃度須少於10%。 ◎嬰兒容易舔食中毒,最好不要使用。
殺蟲劑	主成分是「除蟲菊精」來對付蚊蠅,「氨基甲酸鹽」類來對付蟑螂。	◎部分合成除蟲菊精會對魚產生毒性,避免在水族箱附近噴灑。 ◎許多殺蟲劑都會添加香料,切勿多聞。

表1. 驅蟲物品的原理與注意事項

以下提供一些簡單的聰明除蟲妙方，可免除過份使用環境用藥而引起的毒害和副作用，也算是一則綠色環保處方了。

◎在螞蟻出入的地方灑一些辣椒粉、乾的薄荷葉或硼砂。

◎經常清掃隱蔽角落，不讓蟲類有藏身處所，維持家中的整潔。

◎掛丁香、艾草或檸檬皮，可趕走蚊蠅。

◎一杯肥皂粉溶入4公升的熱水，噴灑在門牆角落，可有效的殺死蟑螂。

◎選擇光亮及淺色的家具，或降低室內濕度，將室內濕度控制在50%左右最理想，可遏止蚊子聚集。

◎捕蚊燈對於夜間活動的蚊蟲效果不錯，可選擇光度較強，如8瓦以上或雙燈管的捕蚊燈。

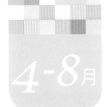

4-8月 小黃瓜 實現瘦身的食物 夏冬季皆可食

產地：花蓮

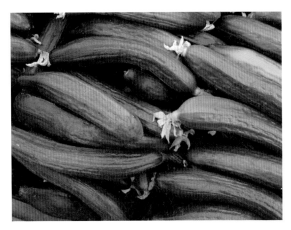

　　小黃瓜，原產於印度西北部喜馬拉亞山麓，「花胡瓜」是它的學名。小黃瓜水分高、脆嫩清香，常是生菜沙拉中的主角。100公克的小黃瓜，只有大約15卡的熱量，是實現瘦身夢想的食物，冬季熱量攝取過多，可用小黃瓜均衡一下。

　　小黃瓜營養豐富，含有糖類和甙類成分，並含有多種遊離胺基酸、胡蘿蔔素、維生素B$_2$、C；還含有鈣、磷、鐵等礦物質，有降血壓和降膽固醇的作用。

　　小黃瓜水分高達九成，是瓜果蔬菜中最高的。炎夏季節，口乾舌燥，一根黃瓜就可使人口渴頓解，甘涼滿口。它所含的纖維素豐富，可促進腸蠕動，通利大便。

　　小黃瓜因含有膠質及果酸，所以常用來治療曬傷和雀斑。小黃瓜汁也常用來清潔臉部、治療皮膚過敏，是傳統的養顏聖品。

　　中醫認為，小黃瓜性寒、味甘，無毒，治膀胱炎、急性腎炎、中暑、止嘔、醒酒，小黃瓜能消暑解熱、生津止渴、降火解毒，是營養、解熱、利尿又具美容的食物。適合糖尿病、癌症、肥胖、高血壓、高血脂、水腫、嗜酒者食用。

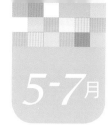

山蘇 可賞可食的健康蔬菜

5-7月

產地：屏東、花蓮

山蘇別名「巢蕨」、「鳥巢蕨」。長久以來被當作觀賞植物或花材栽培，直到十幾年前開發成蔬菜後，被視為清潔蔬菜之一，頗受歡迎，市場價格也不錯，引來農民紛紛種植。

山蘇除了葉材和優美的盆栽外，嫩葉可當做美味的有機蔬菜及製酒材料。老葉可以煮來當茶喝，有利尿的功能，是用途廣泛的蕨類植物。山蘇內緣長出幼嫩捲曲葉片供作食用，烹煮後有少許粘液，炒食嫩脆，別有風味。

山蘇是少病蟲害、無農藥污染的蔬菜。其營養成分有粗蛋白、粗纖維、維生素C、礦物質鈣、鎂、錳、鋅等，具有利尿、預防高血壓、糖尿病的功效。尤其是它的膳食纖維含量高，是現代人預防便秘及大腸癌的健康蔬菜。

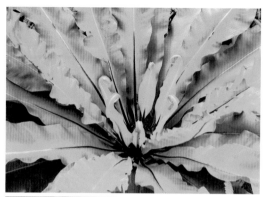

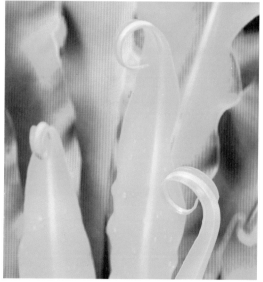

選購與食用

- 選購山蘇以新鮮、葉片青綠完好無病斑為主，選購時以嫩芽向內卷曲未展開、葉梗鮮綠、長度15公分、葉梗基部易折斷者為佳。在秋冬室溫下可放1～2天，夏天則最好冷藏以保持品質。

- 山蘇烹調前要先摘除老化的部分。為去除澀味以浸水約1小時，或以鹽開水燙過。煮、炒、燴、涼拌烹調皆可。

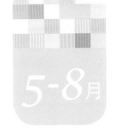

5-8月 毛豆 大豆異黃酮含量豐富 防治骨質疏鬆

產地：彰化、雲林、臺南、屏東

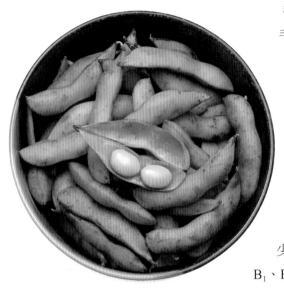

毛豆是黃豆（大豆）未完全成熟的種子，毛豆具有一股淡淡的香味，因為豆莢上有一層茸毛而得名，在夏末和秋季，是它的盛產期。毛豆的顆粒略比黃豆大，新鮮翠綠，是一般的食用蔬菜，也是泡沫紅茶店的人氣商品。

毛豆含有很豐富的蛋白質，是生長及修補身體組織所必須的營養素，而且它所含蛋白質的品質，可媲美肉類。毛豆也含鈣、磷、鐵，及其他少數的銅、鎂、鉀及硫等礦物質；維生素 B_1、B_2比其他蔬菜豐富，也富含膳食纖維，可以預防肥胖症、高血壓、直腸癌等現代病。

毛豆的營養價值與成熟大豆略有不同，主要是毛豆鮮種仁含有極高的水分，因此其蛋白質含量或脂質含量略低，但醣類則比大豆為高。

毛豆中含有微量功能性成分黃酮類化合物，特別是大豆異黃酮—被稱為天然植物雌激素，在人體內具有雌激素作用，可以改善婦女更年期的不適，防治骨質疏鬆。

中醫認為，毛豆性味甘平無毒，可止痛、逐水、除胃熱、下瘀血、解藥毒。功效及主治效能與黃豆大致相同，高血壓、糖尿病、冠心病、高血脂、動脈硬化患者宜食用。

選購與食用

- 選購時，毛豆莢以莢形闊大、飽滿青綠，茸毛要明顯而少為佳；豆仁宜選豆粒飽滿，不泛黃不腐爛、新鮮無泡過水者較佳。
- 毛豆中草酸含量多，一定要煮熟或炒熟（可使草酸分解）後再吃。
- 對黃豆有過敏體質者不宜多食。
  痛風、尿酸過高的人忌食。

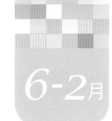

6-2月 水果皇后葡萄 孕婦好水果

產地：臺中、南投、彰化

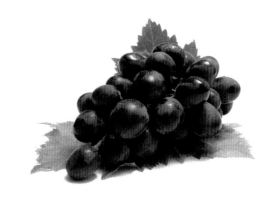

　　葡萄別名「蒲桃」，素有「水果皇后」的美譽，葡萄汁因營養價值很高，被科學家稱為「植物奶」。葡萄常見的有深紫色、紫色、綠色等多種顏色，除可新鮮食用之外，也是釀酒的原料，可作炎夏消暑佳點。營養又消暑，好處甚多。

　　葡萄含維生素A、B_1、C、P、胺基酸及多種礦物質，炎炎夏日，食慾不振者可常食用，有助消化、利尿、消腫；葡萄中的鈣、磷、鉀、鎂、鐵等微量元素，可緩和情緒、抑制疼痛；有機酸可開胃健脾、促進食慾、消除胃痛腹脹。

　　葡萄籽所含的原花青素獨佔鰲頭，原花青素存在於自然界的某些植物、蔬菜、水果的皮、莖、葉、種子中，葡萄子、藍莓、小紅莓都含有這種成分。原花青素是一種抗氧化劑，可以消除體內的自由基，有抗發炎、緩解關節炎、改善過敏體質、預防皮膚老化等功能。

　　中醫認為，葡萄甘酸而性平、無毒，具有益氣補血、滋陰除煩、健胃利尿及疏利筋骨、舒筋活血、開胃、健脾、助消化等功效。適合肝病、腎炎、高血壓、水腫的人食用，兒童、孕婦、貧血或癌症患者都適宜。

選購與食用

- 選購葡萄時挑選枝不枯、果粒碩大、堅實、富彈性、無脫粒且果皮表面有果粉者為佳。如果果實變軟而不夠隆脹，果蒂出現與果實分離的現象，表示葡萄不夠新鮮。
- 簡易清洗法為，先用剪刀將葡萄剪放至小盆子中，用清水泡滿清洗兩次，放鹽一撮泡水清洗，再用水沖洗2～3次即可。
- 糖尿病人、脾胃虛弱及肥胖的人不宜多吃。
  葡萄籽中除了有益健康的成分外，還有一些不利健康的單寧刺激性物質，可能會造成胃腸道的刺激，引發胃黏膜發炎或消化性潰瘍等副作用，因此，葡萄籽不宜直接食用。

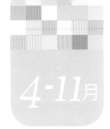

4-11月 冬瓜 銀髮族的健康蔬菜

產地：彰化、屏東、臺東

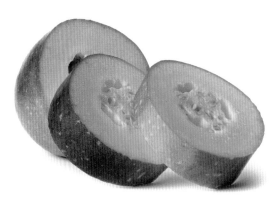

冬瓜別名「白瓜」，原產於中國和東印度，已有二千多年的栽培歷史。冬瓜的特色是體積大、水分多、熱量低，可炒食、做湯，也可糖漬成冬瓜糖。

冬瓜含粗纖維、維生素C、B_1、B_2、葫蘆巴鹼、鈣、鐵。含鈉極少，所以是慢性腎炎水腫、營養不良性水腫、孕婦水腫的消腫佳品。其所含的多種維生素和微量元素，可調節人體的代謝平衡。冬瓜有抗衰老的作用，久食可保持皮膚潔白如玉，潤澤光滑，並可保持形體健美。

中醫認為，冬瓜性味甘、淡、涼，有利尿消腫、清熱解毒、止咳化痰、解魚蟹毒的功效，可用於治療水腫、脹滿、腳氣、痰喘、暑熱煩悶、痔瘡、糖尿病、腎炎浮腫、雀斑、酒糟鼻等症狀。對於動脈硬化、冠心病，高血壓、水腫腹脹等疾病，亦有一定療效。

冬瓜性寒，能養胃性津、清降胃火，可使食量減少，並促使體內澱粉、糖轉化為熱能而不變成脂肪，是減肥的理想蔬菜。冬瓜含糖量較低，也適宜糖尿病人食用。在炎熱的天氣如中暑煩渴，吃些冬瓜也不錯。

冬瓜對老年人肥胖、高血壓、高血脂及腎臟不好等都有幫助，而且冬瓜鬆軟易食，不愧是銀髮族的健康蔬菜。

選購與食用

選購冬瓜時，可以用手指甲掐一下，皮較硬、肉質致密、種子已成熟變黃褐色的冬瓜口感較好。

完整的冬瓜，可以久放，但市售的切片冬瓜應儘快食用。

冬瓜性寒，久病與陰虛火旺的人應少食。

陰盛陽虛及拉肚子的人宜少吃。

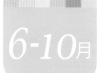

6-10月 半天筍 爽脆似筍 改善便秘

產地：南投、屏東

　　半天筍又稱「檳榔心」，食用的部位是檳榔樹的結穗組織（生長點及其花苞），通常在檳榔果實尚未成長前就要收割。因此，一棵檳榔樹僅能取得一截半天筍，在一般的傳統市場可以買得到。半天筍鮮嫩、清脆爽口，口感很像竹筍，但是具有一種特殊的香味，可以快炒或煮湯。

　　半天筍熱量低、其他營養成分及礦物質的含量也很少，但含有豐富的纖維，能增加腸胃蠕動，改善便秘的情形。並可抑制脂質的吸收，有降肝火、減肥、通便、治齒痛或口腔潰爛等功效。可以降血壓，也有養顏美容的功效。

　　半天筍因含有單寧，必須脫澀才能食用，脫澀的方法就是把半天筍切成細段，鍋中放入冷水（不能用熱水），再用溫火煮約3分鐘，撈起後再烹調料理。

　　半天筍性寒冷，多食會腹瀉，體質弱和有消化道疾病的人不適合食用，烹煮半天筍可加溫補的中藥材或以大蒜、薑等調整其寒性。

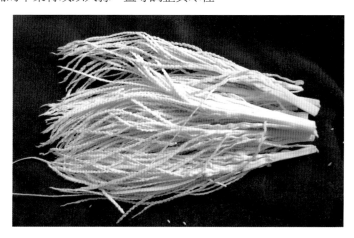

選購與食用

　　選購半天筍時，以選擇外葉包裹緊密、新鮮幼嫩潔白、切口處質地細嫩、水分多為宜。

　　半天筍不耐久放，即使冷藏太久也會發黑變質，最好儘快食用。

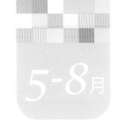

玉米筍 美麗眼睛的金色蔬菜

產地：臺南、花蓮、臺東

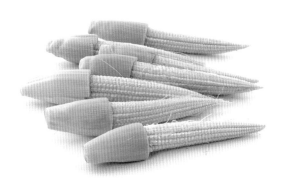

玉米筍又名「番麥筍」、「娃娃玉米」，玉米筍是玉米授粉前的細小幼嫩果穗，去掉苞葉及絲狀花柱，切掉穗梗，上細下粗，形似竹筍。玉米筍口感清甜、味道鮮美，玉米筍常用來爆炒、調拌沙拉、作罐頭。

玉米筍富含維生素C、B_1、B_2，預防眼角魚尾紋的形成，玉米筍富含粗蛋白質、胺基酸、食用纖維和維生素E、黃體素、玉米黃質，尤其後者含量較豐。玉米筍是低熱量、高纖維、無膽固醇的蔬菜。

上班族及學生眼睛容易表現出疲勞症狀，食用玉米筍有緩解疲勞之功效。還可抑制、延緩魚尾紋的產生、抗眼睛老化。

玉米筍性平味甘，有開胃、健脾、除濕、利尿等作用，便秘、食慾不良、高血壓的人宜食用。

玉米筍搭配各種食材做菜很容易，介紹一道簡單但色香味俱全的菜：

黃金玉米筍

食材：玉米筍 蘆筍、胡蘿蔔、沙拉油

作法：取紅蘿蔔洗淨切成寬條，將處理好的蘆筍放入鍋中煮熟，撈出瀝乾水分，煎鍋中加沙拉油，將玉米筍煎成金黃色，然後加入蘆筍和胡蘿蔔一同翻炒，加鹽調味即可出鍋。

選購好的玉米筍呈圓錐形，鮮嫩、乳黃色，形態端正、無折斷、無畸形，長約一指。

玉米筍易受潮發黴，因此保存時應包好冷藏，但以儘速食用為宜。

烹調加熱可使玉米筍得到營養價值更高的抗氧化劑活性。

5-9月 多吃**空心菜** 痔瘡、便秘BYE-BYE

產地：雲林

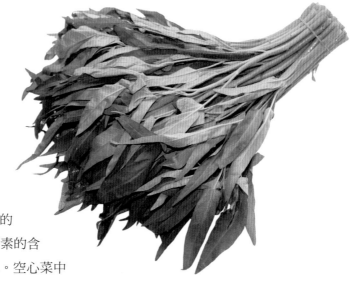

空心菜又名「蕹菜」、「通心菜」。新鮮的空心菜全年都可買得到。空心菜因其莖中空而得名，空心菜分陸生及水生兩種，水生葉片較大；陸生葉片細小，二者營養、功效差不多。

空心菜嫩梢中的蛋白質、鈣、胡蘿蔔素的含量在蔬菜中屬一屬二。空心菜中粗纖維的含量豐富，這種食用纖維是由纖維素、半纖維素、木質素、膠漿及果膠等組成，具有促進腸蠕動、通便解毒的作用，可預防腸道內的細菌群失調。空心菜性涼，菜汁對金黃色葡萄球菌、鏈球菌等有抑制作用，可預防感染。

空心菜性味甘寒，功能清熱涼血，治鼻衄（流鼻血）、便血、痔瘡出血；通利二便，大便秘結、小便淋瀝澀痛（尿道發炎）者宜食之。適合糖尿病、慢性習慣性便秘、痔瘡、高血壓頭痛的人。

選購與食用

- 選購鮮脆亮麗、無爛葉、無斷枝、不垂軟、無明顯蟲蛀的空心菜。
  水生空心菜沒有根，存放時間較短，約2～3天，陸生可保鮮約5～6天。食用前葉子如果有乾萎現象，只要連根放在清水中，浸約30分鐘就能恢復。
- 空心菜宜旺火快炒，避免營養流失。
- 空心菜性寒滑利，所以體質虛弱、脾胃虛寒、大便溏泄者，不宜多食。
  婦女月經來潮期間不要吃。血壓偏低的人忌食。

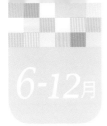

百香果 清腸開胃 養顏抗衰老

產地：臺中、南投、花蓮

　　百香果別名「西番蓮」，原產於南美洲巴西。其果汁可散發出芭樂、鳳梨、香蕉、草莓、檸檬、芒果、酸梅等十多種水果的濃郁香味，而稱為百香果。因其花朵盛開時像時鐘表面的刻劃，又叫做「時計果」或「時鐘果」。百香果除了鮮食或做調味料外，還常做成果汁、果凍、果醬等。

　　百香果的果汁色、香、味俱佳，百香果特有的芳香氣味及有機酸有刺激胃液分泌、促進食慾作用，且其酸甜的味道，能生津止渴。百香果中鉀的含量非常高，比西瓜還高，不只具有利尿作用，還具有預防高血壓的功效。含有的維生素A、C及 β -胡蘿蔔素也很豐富。

　　百香果性涼、味甘、酸，具有清腸開胃、生津潤燥、補血安神，可消除疲勞、提神醒酒、降脂降壓、消炎祛斑、護膚養顏、促進食慾、滋陰補腎等，可用於治療秘結、咳嗽、喉乾舌燥、失眠失聲、皮膚過敏、鼻過敏及婦人經痛等。

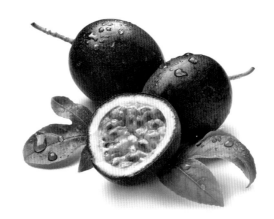

選購與食用

　選購百香果時，以外型寬大、完整而有重量感、果粒飽滿豐圓、著色完整、無腐爛發黴者為佳。
　放冰箱冷藏，可保存1個月之久。

　胃酸過多，胃及十二指腸潰瘍者，不宜空腹食用。
　腎功能不全及尿毒症患者勿食用。

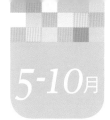

5-10月 竹筍 低醣高纖的減肥蔬菜

產地：臺北、桃園、雲林

竹筍，又名「毛筍」，大陸叫作「竹笋（音同筍）」，冬季生長採挖的稱為冬筍，春季生長採挖的稱為春筍，燒、炒、煮、燉、煨均可。竹筍具有高蛋白、低脂肪、低澱粉、多纖維的特點。

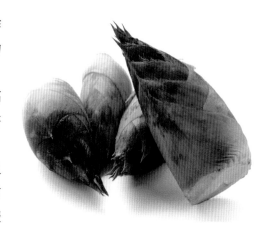

竹筍不僅味道鮮美、熱量極低，且營養一點也不缺，它含有豐富的蛋白質及鈣、磷、鐵等礦物質，吃了可減少體內脂肪積蓄，促進食物發酵，幫助消化和排泄，從而產生減肥的作用。

中醫認為，竹筍性味甘、寒，有清熱化痰、解毒透疹和中潤腸之功，適用於治療熱毒痰火內盛、胃熱嘈雜、口乾便秘、咳嗽痰多、食積不化、疹發不暢、脘腹脹滿等。

竹筍含有豐富的纖維素，能促進胃腸蠕動，有助消化，又可消除便秘，預防結腸、直腸癌的發生。竹筍是一種高蛋白、低脂肪、低澱粉食物，因而對於肥胖病、高脂血症、高血壓、冠心病、糖尿病和動脈硬化等病症，有一定的預防作用。竹筍所含的多醣類物質，具有一定的防癌作用。

選購與食用

🛒 竹筍的品種多，以幼嫩肉質多為首選，可選擇當季大宗上市的竹筍，物美且價廉。
竹筍無法久藏，要儘快吃完。

🍳 筍干下鍋前，要多花一點時間浸泡、氽燙、揉洗。
冬筍含草酸多酚類成分較多，清炒帶苦澀味，應以沸水氽燙、過油或長時間高溫烹調。

⚠ 竹筍性屬寒涼，又含較多的粗纖維和難溶草酸鈣，罹患嚴重胃潰瘍、胃痛劇烈、胃出血、腎炎和尿路結石、肝硬化、食道下端靜脈曲張以及久瀉滑脫的人應慎食。
脾胃虛寒、大便稀或常拉肚子的人不要吃太多。

9-3月 老人吃玉米 延緩老化 保養眼力

產地：臺南、高雄、花蓮、臺東

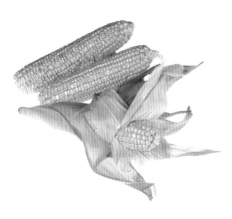

玉米俗稱「包穀」、「番麥」，玉米是老少咸宜的食物，因含有大量澱粉，在分類上是屬於五穀類。玉米鬚（花柱和花頭）就是剝開玉米外皮可以看到的絲狀物，是常用的中藥材，用作利尿、降壓、消腫。

中醫認為，玉米性味甘平，具開胃益智、理中、活血寧心，習慣性便秘、脾胃氣虛、高血壓、高血脂、冠心病的人宜食用。

玉米中還含有多種人體必需的胺基酸，能促進人的大腦細胞正常代謝，有利於排除腦組織中的氨。美國科學家還發現，吃玉米能刺激腦細胞，增強記憶力。

每100克玉米能提供近300毫克的鈣，幾乎與乳製品中所含的鈣差不多。此外，玉米還含多量的鎂、硒等具防癌作用的礦物質，加上所含的膳食纖維葫蘿蔔素，可抑制癌細胞生成，促進腸蠕動，預防直腸癌。

玉米的胚芽含有大量的維生素E，在各類食用油中，玉米油中的維生素E含量名列前矛，維生素E可增強體力和耐力，具有延緩衰老的作用。

老年人罹患老年黃斑性病變，嚴重時會造成視力缺損看不見，玉米含有類胡蘿蔔素如葉黃素及豐富的玉米黃質，可抗眼睛老化。玉米含卵磷脂，對預防老年癡呆症（阿茲海默氏症）效果顯著。

選購與食用

- 選購玉米時，要挑選玉米粒顆顆飽滿、排列緊密、軟硬適中的為佳。
  如需長期保存，要將新鮮玉米去皮，用保鮮膜包好後放入冰箱冷凍。
  玉米易受潮發黴，保存時應置於陰涼乾燥處，買後最好儘速食用。
- 吃太多玉米會導致胃悶氣脹。
  陰虛火旺的人忌食爆米花。

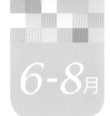

6-8月

肉豆 夏季消暑濕 助消化

產地：花蓮

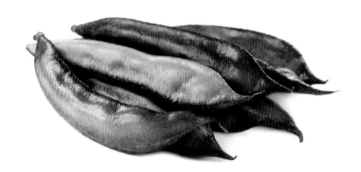

　　肉豆別名「鵲豆」、「扁豆」或「蛾眉豆」。肉豆是一種短短扁扁的豆莢類蔬菜，顏色綠中帶紫，摸起來有點粗。肉豆常見的品種有二，開紫紅花的紅肉豆和開白色花的白肉豆，前者的莖、花梗和葉脈，甚至豆莢的邊緣，都呈紅紫色；後者的莖、花梗、葉脈及豆莢則為綠色或淡綠色。肉豆並不是一種常見的蔬菜，市場上偶爾可見。

　　肉豆含蛋白質、鈣、磷、鐵、硫胺素，此外，還含有維生素 B、C 及菸鹼酸等，具有增強免疫能力和防癌的功效。

　　生肉豆含有毒成分如血球凝集素和皂素，徹底加熱可破壞該種毒素，烹調時加熱不徹底會導致毒素留存，大陸曾出現食用未煮熟燜透的肉豆引起中毒的事件。肉豆生吃的話部分人士會有頭痛、頭昏、噁心、嘔吐、腹瀉、胸悶等症狀。烹調時只要使其熟透即可破壞毒素，其實，豆莢類都不應拿來生吃，以免中毒。

　　中醫認為，肉豆性甘、微溫，具有健脾和中、祛濕止渴、益氣消暑的功用。肉豆可用於治療消化不良、急性腸胃炎、腹瀉、砒霜中毒、脾虛便溏、飲食減少等症。因脾虛體弱引起白帶過多的婦女、罹患急性腸胃炎、癌症、糖尿病的患者亦適合食用。

　　肉豆的嫩莢炒肉絲或素炒大蒜，味道十分鮮美，如果豆莢已經有點老化，可以取下裡頭的種子，和蝦仁、雞丁、豆干等一齊炒，滋味也很好，常吃可健脾開胃，維持正常的消化機能。夏秋季節多暑濕，用新鮮肉豆煮粥食用，可化濕消暑，是適合在炎熱夏季吃的豆類。

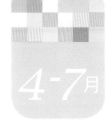

三伏大熱時 西瓜 最清熱解暑

產地：彰化、花蓮

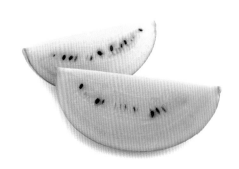

西瓜最初稱為「寒瓜」，又名「水瓜」、「夏瓜」。西瓜品種很多，古代就已有青、綠等皮色，紅、白肉等品種。西瓜是三伏（6～9月）大熱之際，最佳的清熱解暑、生津止渴的水果。

西瓜含蛋白質、多種醣類、有機酸、胡蘿蔔素、茄紅素、維生素A、B、C等。

西瓜所含的醣類、礦物質和酵素，有治療腎炎和降血壓的作用，常吃西瓜還能使頭髮秀美稠密。

西瓜性寒味甘，有止渴生津、利尿、解煩渴、清熱消暑、解酒毒等功能，可增加皮膚彈性和光澤，減少皺紋。西瓜可用來治一切熱症、暑熱煩渴、小便不利、咽喉疼痛、口腔發炎及酒醉。

西瓜能解太陽、陽明中暑及熱病大渴，所以有天生「白虎湯」之稱，功能清熱生津，解渴除煩。諺語云：「夏日吃西瓜，藥物不用抓」。西瓜適合高血壓、急慢性腎炎、尿毒症、黃疸肝炎及各種水腫病人食用；應酬時喝酒過多的人可以多吃一點。

選購與食用

🛒 如果購買整粒的西瓜，要注意表皮是否光滑、形狀是否好看，並且紋路是否明顯、整齊。已切開的西瓜，果肉要多汁、顏色濃厚，避免選購在淺色果肉上還出現白色條痕的西瓜。

❗ 西瓜性寒解熱，不宜多食，多食傷脾助濕。脾胃虛寒、寒積腹痛、小便頻數、小便量多，平常有慢性腸炎、胃炎及十二指腸潰瘍等屬於虛冷體質的人，均不宜多吃。

西瓜水分多，多量水分在胃裡會沖淡胃液，引起消化不良或腹瀉。

西瓜變質後不可以吃，容易引起胃腸病而下痢。

西瓜在立秋（8月7日或8日）天涼之後不要多食。

糖尿病患者和易脹氣的人少吃西瓜。

病後產後及女性經期慎食。

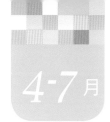

西瓜皮 利小便 廚餘大用途

產地：彰化、花蓮

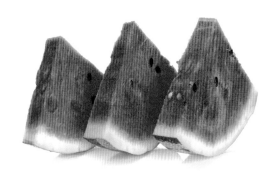

臺灣雖然是蔬果王國，但是每當颱風過後菜價總會飆漲，造成消費者莫大的困擾，值此季節，做菜時常讓家庭主婦傷透腦筋。西瓜味甜多汁，堪稱瓜中之王，無人不識西瓜的滋味，無奈西瓜皮占了西瓜相當大的部分，當作廚餘丟棄太可惜！

西瓜皮削去外層的青皮，去掉內層的果肉，切成細條或絲，加少量鹽拌勻，醃漬片刻後擠去鹽水，可以增加幾道清鮮爽口的小菜，或當作冬瓜的代替品。

西瓜皮又稱為「西瓜青」，功用主治同西瓜，具清暑、解熱、止渴、利小便的功效，西瓜皮除了可以食用外，也是一種中藥材，稱為「西瓜翠衣」，以西瓜籽殼及西瓜皮製成的「西瓜霜」供作藥用，可治口瘡、口疳，牙疳，喉蛾（急性咽喉炎）及一切喉症。西瓜皮的硬皮部分可以水煮沸後放涼洗澡，有助於皮膚。

西瓜皮性涼味甘，用來治腎炎水腫、肝病黃疸、糖尿病，適合暑熱煩悶、口乾作渴、小便不利、口舌生瘡，還可提供高量的膳食纖維。西瓜糖分高，糖尿病人勿食，但是西瓜皮則無此禁忌，此外，一如西瓜，脾胃虛寒、便溏腹瀉的人不要食用。

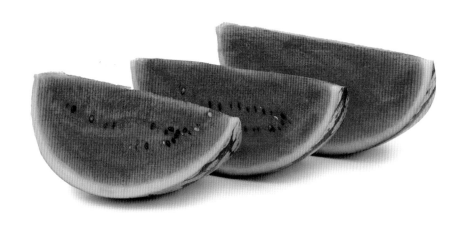

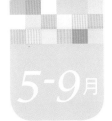

5-9月 佛手瓜 健脾開胃 利尿降壓

產地：臺中、嘉義

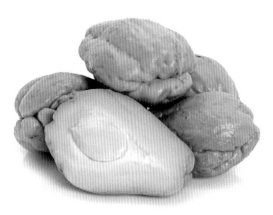

佛手瓜又名「壽瓜」、「佛拳瓜」、「萬年瓜」，原產於墨西哥、中美洲及西印度群島。佛手瓜清脆多汁、味美可口、外型特殊，果實有深深的縱紋，如兩掌合十而得名。佛手瓜的嫩莖葉叫做「龍鬚菜」，相信讀者不陌生，二者其實是同一種植物。

佛手瓜的果肉中含有豐富的維生素A、C、鉀、鋅、硒等，常食對增強人體抵抗疾病的能力有益，可利尿排鈉，有擴張血管、降壓之功能；鋅對兒童智力發能影響較大，缺鋅的兒童智力低下，食用佛手瓜，可以提高智力；佛手瓜對男性性功能衰退也有助益。

佛手瓜中的硒含量是其他蔬菜無法比擬的，硒具有較強的抗氧化作用，可以保護細胞膜的結構和功能免遭損害。此外，佛手瓜的蛋白質和鈣的含量也高於其他瓜類，並且熱量很低，適合高血壓、肥胖、冠心病、糖尿病、癌症、脂肪肝、支氣管炎咳嗽患者。

中醫認為，佛手瓜性味甘涼，具有祛風清熱、健脾開胃、理氣和中、疏肝止咳的功效。主治風熱犯肺、頭痛、咽乾、咳嗽、脾胃濕熱諸症，適宜於消化不良、胸悶氣脹、嘔吐、肝胃氣痛以及氣管炎咳嗽多痰者食用。

佛手瓜的食用方法很多，可作葷炒、素炒、涼拌，做湯、涮火鍋。

選購與食用

選購佛手瓜時以果肩部位光澤及果皮表面縱溝較淺者，果皮鮮綠色、細嫩、未硬化為佳。

佛手瓜的上市期為秋季，很耐貯藏。

佛手瓜性溫，凡屬陰虛體熱和體質虛弱的人應少食。

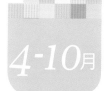

李子 駐色美容的水果

4-10月

產地：苗栗、南投、臺東

　　李子是歷史悠久的美容水果，相傳古代在夏至那天，婦女們會舉辦「李子會」，飲用李子酒，稱為「駐色酒」。李子品種很多，有紅、黃、綠、紫各種顏色。李子除了新鮮食用外，還可加工製成酒、果汁和蜜餞。

　　李子含有各種果酸，可促進消化酵素及胃酸分泌，又能增快胃腸蠕動，適合食後飽脹、大便祕結者食用。

　　中醫認為，李子味甘酸，有清肝滌熱、生津消渴、活血利尿等功效，主治虛勞骨蒸（肺結核）和腹水等症。有助於改善津少易渴、小便不利、食欲不振、肝硬化腹水、酒精中毒等症。適合老師、演員失音者、慢性肝炎、肝硬化者食用。

　　李子含有抗癌物質，具有防癌作用，並能降低血脂和膽固醇。還可增加皮膚光澤、有助於減少雀斑、黑褐斑及美白等作用。其美味多汁，清肝熱、活血脈，更有美顏烏髮的神效。

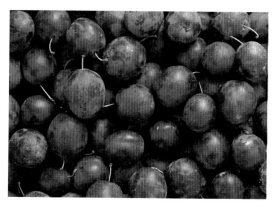

選購與食用

- 選購時以果粒大、果面有白色果粉的李子為佳。
- 有些水果表面有一層白色粉狀物，如葡萄、柿子、李子等，這不是農藥，而是水果自然產生的一種臘質果粉。
- 李子酸甜，多吃易生痰助濕、發虛熱、引起輕瀉及頭腦發脹，脾胃虛弱、體質虛弱及消化不良的患者宜少食。
  李子含高量的果酸，過量食用易引起胃痛、損壞牙齒。

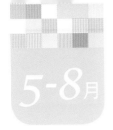

杏鮑菇 高蛋白低脂肪 美容健腸胃

產地：臺中、南投

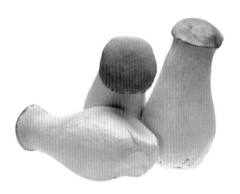

杏鮑菇肉質肥厚、細膩滑脆，因為吃起來有淡淡的杏仁香和口感類似鮑魚而得其名，又名「杏腿菇」或「雞腿菇」。杏鮑菇味道鮮美、久煮不爛，被譽為「草原上的牛肝菌」。

杏鮑菇富含多醣類，高蛋白、低脂肪、低熱量是它的特色，含有18種胺基酸，其中8種是人體必需胺基酸，而且都是容易被人體吸收利用的，杏鮑菇可與肉類、禽蛋等相媲美。

蕈菇類所含的多醣類具有很強的防癌抗病功能，不僅能提高巨噬細胞的吞噬能力，也可以增加免疫系統的其他功能。多醣類可增強高等哺乳動物血漿內補體系統的溶菌功能，並經由提高免疫能力來達到其防癌活性。

杏鮑菇可降低膽固醇及防癌、清腸胃，具有降血脂、降膽固醇、增強身體免疫能力、防止心血管病等功效。杏鮑菇所含的寡醣，可與胃腸中的雙歧桿菌一起作用，具有促進消化和吸收的功能，因此杏鮑菇在日本被當作美容、保健的食物。

中醫認為，杏鮑菇性涼味甘，能理氣化痰、健腸胃、益氣、殺蟲和美容效果，還含有利尿、健脾胃、助消化的酵素，具有強身、滋補、增強免疫力的功能，是老年人和心血管疾病與肥胖症患者理想的食物。

杏鮑菇沙西米，簡單易作，先將杏鮑菇用熱水燙熟後，以冰塊冰鎮，品嚐時沾芥茉醬、醬油，吃起來很開胃，味道很清爽。

購買杏鮑菇時以菇體完整無傷、顏色均勻有光澤、菇體及蕈摺有彈性為佳；以冷藏存放時，可放一週，如果產生褐變或有出水現象就應該丟棄。

杏鮑菇是蕈類的一種，因此是屬於高普林的食物，痛風患者不要食用。

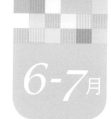

芒果 可以預防皺紋的熱帶果王

6-7月

產地：臺南、高雄、屏東

　　芒果別名「沙果梨」、「檬果」、「樣仔」，素有「熱帶果王」之稱。芒果原產於印度，食用的歷史相當悠久，臺灣的芒果大約是四百年前由荷蘭人引進栽種，至今品種很多，有味道甜美的土芒果和果肉肥厚的愛文、金煌等。

　　芒果的維生素A、C含量高，可以預防皺紋的發生，因為它含有豐富的β-胡蘿蔔素和酵素，能激發肌膚細胞活力，促進廢物排出，有助於保持膠原蛋白彈性，有效延緩皺紋出現。芒果含有大量的膳食纖維，能促進腸胃蠕動，可以防治大腸癌。

　　中醫認為，芒果味甘酸，性溫，具有健胃、益胃、止嘔、解渴、利尿、止暈等功效。《本草綱目》記載，芒果能治療口渴、月經閉止、男子小便不利等症。芒果也用於頭暈、噁心、嘔吐，尿赤、厭食等症，適合咳嗽、氣喘、便秘患者食用。

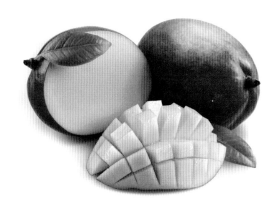

選購與食用

🛒 選購果粒大、果色鮮豔亮麗而均勻、果皮無黑斑、無壓傷、無擦傷的芒果。

　　芒果在夏天常溫下保存不易，可以包上報紙再放入冰箱內冷藏約3～4天，為避免腐爛及產生黑斑，應儘快食用。

❗ 芒果性質帶濕毒，若患有皮膚病，應謹記避免食用。

　　糖尿病、腎炎患者，不宜吃芒果。

　　有過敏體質者宜慎食。

　　芒果動風氣，病後及飽食後不宜。

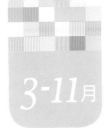

3-11月 枇杷 潤肺止咳 果中珍品

產地：臺中、南投、臺東

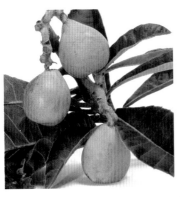

枇杷又名「蜜丸」、「琵琶果」，與櫻桃、梅子，並稱為「果中三友」。自古以來就被視為果中珍品，作為貢品之用，唐太宗稱枇杷為「嘉果珍品，獨冠時新」。枇杷柔軟多汁，風味甘甜，肉質細膩，每年3～4月為盛產的季節，枇杷富含人體所需的各種營養元素，是營養的保健水果。

枇杷富含纖維素、果膠、胡蘿蔔素、鞣質、蘋果酸、檸檬酸、鉀、磷、鐵、鈣及維生素A、B群、C。豐富的維生素B群與胡蘿蔔素，具有保護視力，保持皮膚健康潤澤，促進兒童身體發育的功用，其中所含的維生素B_{17}，還是防癌的營養素呢！因此，枇杷也被稱為「果之冠」；有機酸可促進食慾、幫助消化；鞣質等抗氧化作用的多酚成分，也可預防癌症、防止老化。

中醫認為，枇杷味甘、酸，性平，有潤肺止咳、止渴和胃、利尿清熱等功效，用於肺痿咳嗽、胸悶多痰。除果實外，枇杷葉及枇杷核也是常用的中藥材。

飲食佳餚

百合枇杷藕羹

食材：百合30公克、枇杷30公克、蓮藕30公克、桂花少許

作法：將前3種食材洗淨，枇杷去核、藕切成片，加水合煮，將熟時調入太白粉，再煮沸成羹，食用時調入桂花。本品滋陰潤肺、清熱生津，適用於肺胃燥熱、口渴多飲、乾咳帶血、口舌乾燥等，亦適合長期感冒後肺虛乾咳食用。

選購與食用

🛒 枇杷選購時，以個頭大而勻稱、呈倒卵形、果皮橙黃並且茸毛完整、多汁、皮薄肉厚、無青果為佳。

枇杷如放在冰箱內，會因水氣過多而變黑，一般儲存在乾燥通風的地方即可。

⚠ 枇杷因含多酚類成分，剝皮後易褐化變色，浸於冷水、糖水或鹽水中可防變色。

尚未成熟的枇杷切勿食用。

糖尿病人忌食，脾虛滑瀉的人應少吃或不吃。

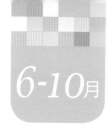

6-10月 花生 長生果 人人皆宜的長壽食品

產地：苗栗、彰化、雲林、澎湖

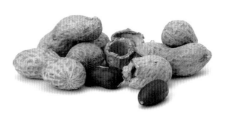

　　花生又稱「落花生」、「長生果」，原產於南美洲的巴西等地，在明朝時傳入福建。由於其清香味美，既可當鮮、乾食用，又可搾油，還可以作藥用呢！

　　花生含豐富的蛋白質、脂肪、磷、鐵、鈣等。其蛋白中含有十多種人體所需的胺基酸，其中賴胺酸可使兒童的智力提高、防止腦細胞過早衰退；至於谷胺酸、天門冬胺酸，可促使腦細胞發育和增強記憶力。此外，花生中含有的兒茶素亦具有很強的抗老化能力。

　　花生所含蛋白質僅次於黃豆，其優質蛋白質人體吸收率可達90%左右；花生米可以產生的熱量高於肉類、牛奶、雞蛋。因此，被人們譽為「素中之葷」、「植物肉」。

　　花生油中的腦磷脂、卵磷脂具有增強腦細胞發育，防止血管硬化的功能；卵磷脂中的膽鹼，還具有預防腦功能衰退、增強記憶力的功能。

　　花生是人人皆宜的長壽食品，特別是腦力勞動者、老人、孩子的保健佳品。

　　中醫認為，花生性味甘平、無毒，有健脾和胃、潤肺化痰、扶正補虛、調氣養血、利水消腫、止血生乳等功效。對於食慾不振、營養不良、疲乏、面色萎黃、咳嗽痰喘、乳汁缺乏等都有一定的治療作用。

選購與食用

🛒 選購新鮮花生外皮完整、飽滿、色澤淺粉紅色，大小均勻者。
選購一顆顆花生時，最好選擇帶殼完整及無破損變色的，因為帶殼花生不易滋生黃麴毒素。保存不當時，常會發黴而產生污染黃麴毒素。

🍴 從食療的角度來說，以燉吃為最佳。油煎、炸或用火直接爆炒，對花生中富含的維生素及其他營養成分破壞很大。

❗ 多食、久食或體虛火旺者食之，極易生熱上火。
兒童不宜吃多，以免氣滯。
花生含油量高達40%，所以是屬於油脂類食物，不宜過食。

5-10月 扁蒲 利尿消水腫

產地：桃園、嘉義、高雄、屏東

扁蒲別名「蒲瓜」、「瓠子」，俗稱「匏仔」。原產於熱帶亞洲、印度等地。扁蒲是古老的作物，早在《詩經》中就已提到，扁蒲果肉細緻、質樸味甘，具有特殊風味，屬於夏季蔬菜，每年3～10月為盛產季。

扁蒲變種極多，兩頭大中間小的品種，具觀賞價值，扁蒲表皮質地細緻，老熟後果皮木質化，易於刻畫上墨，其造型纖巧古樸，玲瓏有緻，可做成工藝品。

扁蒲含有蛋白質、脂肪、醣、維生素A、B、C、鈣、磷、鐵等。其中以鈣、磷成分較高、能強健骨骼和牙齒。扁蒲果實水分含量高，熱量低，具有均衡之營養分，是健康蔬菜。

中醫認為，扁蒲性寒味甘，功效清熱、解暑、止渴、除煩、利水，扁蒲善解暑熱火毒，功用與冬瓜相同，適宜各種類型的水腫，諸如心臟性水腫、腎炎水腫、肝硬化腹水等食用；亦適宜夏季煩熱口渴，或熱病口乾時食用。

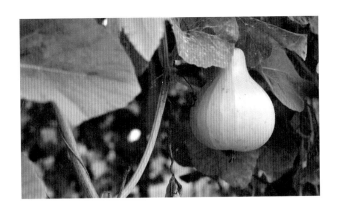

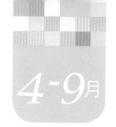

秋葵 健胃整腸的保健蔬菜

4-9月

產地：彰化、雲林、嘉義

秋葵又名「黃秋葵」、「羊角豆」、「毛茄」，原產於非洲。二十世紀初由印度引入。目前已成為營養保健的蔬菜。秋葵的食用部分是果莢，造型特殊、脆嫩多汁、滑潤不膩、香味獨特，可以炒食做湯，也可以拌沙拉來吃。

秋葵中含有黏液質及阿拉伯聚糖、半乳聚糖、鼠李聚糖等，具有幫助消化、增強體力、保護肝臟、健胃整腸的功效，可治療胃炎和胃潰瘍，保護皮膚和胃黏膜。黏液質能供給人體大量黏液蛋白，這種多醣蛋白質的混合物，對人體有特殊的保健作用。

秋葵富含有鋅和硒等微量元素，能增強人體防癌抗癌的能力。而豐富的維生素C和可溶性纖維，不僅對皮膚具有保健作用，且能使皮膚美白、細嫩。

中醫認為，秋葵性味甘、寒，具有健脾益胃、清熱利濕功效，對於尿路感染、水腫者可多食用。

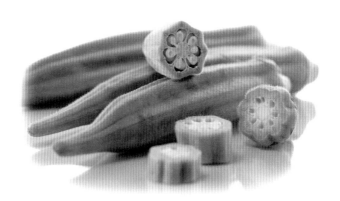

選購與食用

🛒 幼嫩、果毛可見、種子嫩白的，是新鮮的秋葵。

秋葵在較高的溫度下，容易老化、黃化及腐敗，最好冷藏，可用保鮮膜或塑膠袋包好，要儘快吃完。

秋葵要防止擦傷以免變黑

🍳 涼拌和炒食前可在沸水中燙3～5分鐘除澀味。此外，秋葵必須煮熟才能食用。

❗ 秋葵屬於性味偏於寒涼的蔬菜，所以胃腸虛寒、腸胃功能不佳、經常腹瀉的人不可多食。

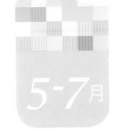

茄子 降血脂 保護血管

產地：雲林、嘉義、臺南

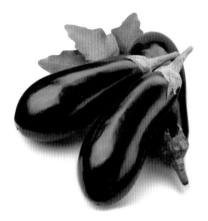

茄子又稱「矮瓜」、「酪酥」，擁有醒目的黑紫色和獨特的風味，不論燒茄子或蒸熟後做涼拌菜，都廣受喜愛。

茄子能使人體血管變得柔軟，還能散瘀血，故可降低腦血管栓塞的機率。茄子也對心臟有益，它可提供大量的鉀質來幫助平衡血壓，而它所含的脂肪和熱量卻非常低。

中醫認為，茄子性味甘涼，具有清熱、活血、消腫、止痛、利尿、解毒、收斂的功效，可降血脂、降低血液中膽固醇。

茄子中所含的皂草甘具有降低血液中膽固醇的效能，且因其熱量少，又可以給人非常強烈的飽足感，常吃茄子，可使血液中膽固醇不致增高，也不易發胖。

茄子含維生素P，在蔬菜中可謂出類拔萃，而它能增強機體細胞間的黏著力和毛細血管的彈性，減低毛細血管的堅韌性及滲透性，防止微細血管破裂出血，類似中醫理論中屬於活血化瘀的成分，可消除血栓，使血液循環順暢，故有防止血管粥狀硬化及防治高血壓的特殊功能。

老年人因血管逐漸老化與硬化，皮膚上會出現老人斑，斑點隨年齡增大而由小變大，由點連成片，這種小型的皮下出血往往是中風的前兆。多吃茄子，老人斑會明顯減少。

選購與食用

🛒 選購果身挺直、緊密結實、肥大質嫩有彈性、蕚葉與果身緊連、均勻無彎曲的茄子。過老熟的茄子含有高量的生物鹼，不可食用。

❗ 茄子性涼滑，脾胃虛寒的人不宜多吃，婦女經期前後也要儘量少吃。

茄子含有誘發過敏的成分，過敏體質者要注意。

神經質或易亢奮型燥動者應避免吃茄子；氣管炎、關節炎也應避免吃太多。

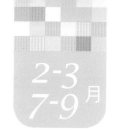

苗條身材必備的水果 芭樂

產地：彰化、臺南、高雄

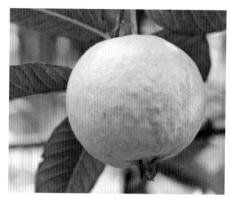

芭樂又稱「番石榴」，原產熱帶美洲，而後從越南傳入中國南方，原名「秋果」，是屬於水分較少的水果。芭樂果皮粗糙，果實大小差異甚大，外形各異，有球形、橢圓形、卵圓形及洋梨形等。芭樂遠近馳名，從臺灣路邊的小水果攤到中國大都會區都可見它的蹤影。

芭樂富含鐵、鈣、磷及維生素A、C、葡萄糖、果糖、蘋果酸、檸檬酸、槲皮素及鞣質。芭樂不是很甜，但維生素含量很高，一般人認為橘子的維生素C含量很高，其實芭樂比橘子高8倍，比西瓜、鳳梨多30～80倍；芭樂中的鞣質對大腸有收斂作用，可治腹瀉。

中醫認為，芭樂性溫、味甘澀，具有收斂止瀉、止血、澀精、健胃、消除食滯作用。主治急性腸胃炎、痢疾、小兒腹瀉、急性咽喉炎、痔瘡疼痛、瘡癤或傷口久不收口、燙火傷，此外還適用於婦女白帶、老少夜尿的改善。一般在坐月子期間可吃的水果種類較少，但芭樂是不錯的選擇。

芭樂是熱量相當低，又含高量膳食纖維的水果，可用番茄1個、檸檬1/2個、芭樂1個、豆芽菜70克，將所有的材料洗淨，番茄、芭樂切成適當大小，檸檬去皮，一起放入果汁機中打汁，加入少許的鹽調味，攪拌均勻即可，可用於消除肥胖，保持苗條身材。而當做藥用的話，土芭樂的效果遠高於其他改良種。

選購與食用

🛒 選購芭樂時，要挑選表皮光滑、無碰損斑痕、皮色黃中帶綠、顏色漂亮，拿在手上要有份量的感覺為上品。品種方面，以葫蘆外形的味道較香濃。

芭樂成熟後很容易變質，須立即食用，果實碰損的地方往往是變壞的缺口。

腐壞的芭樂表皮有黃褐色斑點，果皮很易剝落。除此之外，芭樂也容易蛀蟲，往往外表無恙，但果心有蟲蛀，食用時須加留意。

❗ 有實熱便秘者忌食。

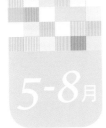

香菇 防癌抗癌 是蘑菇皇后

5-8月

產地：臺中、南投

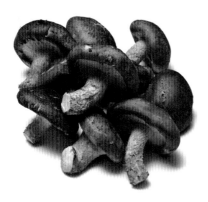

香菇又名「香蕈」、「椎茸」，原產於赤道附近的森林裡，漢朝時就已經懂得利用人工來培植。香菇因含有特殊的香味物質，用它入菜，滋味鮮美，素有「蘑菇皇后」之譽。

香菇不僅味美，還含有豐富的蛋白質、胺基酸（多達9種），而且大多數是必需胺基酸。香菇的子實體大量的粗纖維，熱量極低的特性，是預防肥胖、便秘、大腸癌等文明病最好的保健食物。

香菇中富含鐵、鈣、維生素B_2及可轉化為維生素D2的麥角甾醇，能預防貧血、高血壓和骨質疏鬆。此外，它含有多醣類，能夠提高人體免疫機能。研究證實，雙鏈核醣核酸是由香菇所分離出來的一種抗腫瘤物質，能干擾病毒和癌細胞的生長。

中醫認為，香菇味甘平、性涼，有補肝腎、健脾胃、益智安神、養容顏的功效。香菇有降低膽固醇的作用，可增強人體抵抗疾病的能力。多吃香菇對於預防感冒有一定的幫助。此外，也適合氣虛頭暈、貧血、老年體弱、放療化療後、慢性肝炎、脂肪肝的人。香菇還能促進發育、增強記憶，對兒童智力發展有特殊功能，因此日本稱為「增智菇」，列為兒童保健食物。

選購與食用

🛒 乾香菇一般以體圓、齊整、有芳香氣味、質乾脆而不碎的為佳。

新鮮的香菇菇傘為鮮嫩的茶褐色，肉質具有彈性，背面皺褶覆有白膜狀的東西。若此處呈現出茶色斑點，則不太新鮮。

香菇吸水性強，當含水量高時容易氧化變質或發生黴變，存放時應保持乾燥。又其具有極強的吸附性，必須單獨存放，以免吸附其他食物的氣味。

發好的香菇要放在冰箱裏冷藏，營養成分才不會破壞。

❗ 香菇為動風食品，有慢性搔癢性皮膚病時最好不要吃。

香菇是高普林食物，痛風患者不要吃。

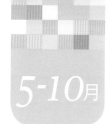

夏天吃 **苦瓜** 清心開胃提神醒腦

產地：苗栗、臺中、南投、花蓮

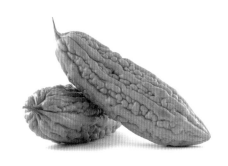

苦瓜又叫「癩瓜」、「涼瓜」，原產於熱帶亞洲，分布遍及日本、印度至東南亞等地。苦瓜具有特殊的苦味，但是頗受大家的喜愛，用苦瓜作菜並不會把它的苦味傳給別的食材，如用苦瓜燒魚，魚塊絕對不會沾上苦味，所以苦瓜又有「君子菜」的雅稱。

苦瓜中的苦味一部分來自於它所含的有機鹼，這種成分不但能刺激人的味覺神經，使人增進食慾，還可加快胃腸蠕動，有助消化。苦瓜中還含有類似胰島素的物質，有明顯的降血糖作用，它也能促進糖分分解，具有使過剩的糖分轉化為熱量的作用，能改善體內的脂肪平衡，是糖尿病患者理想的食療食物。

苦瓜還具有一種獨特的苦味成分，能抑制過度興奮的體溫中樞，而有消暑解熱的作用。在炎熱夏季，小孩常會長痱子，可用苦瓜煮水擦洗，有清熱止癢祛痱的功效。

苦瓜性寒味苦，有清暑滌熱、明目解毒、清暑清熱、解勞乏的功能。可用於治熱病、中暑、痢疾、赤眼疼痛、腫痛丹毒、惡瘡等症。

苦瓜具有降低膽固醇和甘油三脂的作用，適合高血脂患者食用，但並不等同於苦瓜具有減肥的功效，因為肥胖和高血脂並不完全是一回事。相反地，研究還發現，苦瓜有妨礙脂肪分解的作用。

選購與食用

🛒 選擇苦瓜時以瓜體硬實、具重量感、表皮亮麗晶瑩，且表面疣狀物愈大愈好，這樣苦瓜就沒那麼苦。如果瓜體內側呈現紅色，則表示過熟了。
　　苦瓜的追熟作用相當快，不耐保存，置於冰箱存放也不宜超過2天。

🍽 想要去掉苦瓜的苦味，可把苦瓜切開後，用食鹽多搓一搓，再用清水洗淨，苦味即可減少。

❗ 苦瓜性寒，不要一次吃得過多，凡虛寒體弱（脾胃虛寒、拉肚子）患者要慎食。
　　孕婦應慎食苦瓜。

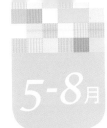

5-8月 荔枝 益智通神 滋潤皮膚

產地：臺中、南投、臺南、高雄

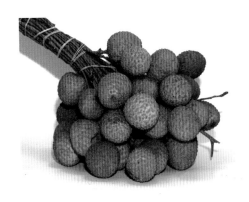

荔枝原產於中國，色、香、味皆美，馳名中外，有「果王」之稱。相傳楊貴妃大啖荔枝以減輕她的口臭毛病，唐明皇下詔千里飛騎送荔枝，因此，荔枝博得了「妃子笑」的別名。

荔枝果肉中含糖量相當高，維生素C含量也很高，此外還含有蛋白質、磷、鈣、鐵等成分，荔枝可防止雀斑發生，使皮膚保持光滑潤澤。

荔枝性溫、味甘酸澀，有滋養益心、填精髓、養肝血、止煩渴、益顏色、理氣止痛、健胃消食等功能，主治身體虛弱、病後津液不足、呃逆、胃痛、疝氣疼痛、淋巴結核、腹瀉、血虛痿黃、遺尿、頻尿及口臭。《本草綱目》記載：荔枝可止渴、益人顏色、通神益智與健氣。

荔枝豐富的果糖進入人體後，需靠肝臟的酶轉化為葡萄糖，才能被身體利用。若荔枝多吃，轉化酶轉變不及，加上果肉橫於胃腸，損害正常食慾，會引起外源性低血糖反應，稱之為「荔枝病」。

選購與食用

- 選購色澤鮮豔、個大均勻、皮薄肉厚、質嫩多汁、味甜、富有香氣的荔枝。

  荔枝有「一日色變，二日香變，三日味變，四日色香味盡去」的特點，保存不易，要儘速食用。

- 多食荔枝而發熱上火者，取其殼煎湯，飲之可解。

- 大量食用荔枝，易導致發熱上火，輕則噁心、頭暈、四肢無力，重則臉色蒼白、心慌、出冷汗、打呵欠、乏力等症狀。

  荔枝為溫熱性水果，陰虛火旺咽喉腫痛、齒齦腫痛、流鼻血者不宜食用。牙痛、熱性病及小兒患痘瘡者忌食。

  鮮荔枝少食能止渴，多食反而口乾發熱，容易生熱性病及瘡毒。

  荔枝不可連續多吃，兒童尤要注意。糖尿病人不宜多吃。

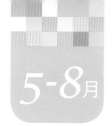

5-8月 草菇 蛋白質含量高 抑制癌細胞

產地：臺中、南投

草菇也稱為「包腳菇」、「蘭花菇」，草菇肉質脆嫩、味道鮮美、香味濃鬱，素有「放一片，香一鍋」的美譽。草菇栽培的歷史，已超過二百年，以往做為皇家貢品，又稱為「貢菇」。草菇適於作湯或素炒，或作為各種肉類的配料。

草菇的蛋白質含量比一般蔬菜高好幾倍，有「素中之葷」的美名，粗蛋白含量也比香菇多2倍；一般認為橘子的維生素C含量很高，但是草菇的維生素C含量是橘子的6倍，維生素C能促進人體新陳代謝，提高免疫力。

中醫認為，草菇性寒、味甘微鹹、無毒，能消食袪熱、滋陰壯陽、增加乳汁、防止壞血病、促進創傷癒合、護肝健胃及增強人體免疫力，還有降低膽固醇和提高人體抗癌的功效，是食藥兼用的食物。

草菇含有一種特殊的蛋白質，有抑制人體癌細胞生長的作用，特別是對消化道腫瘤有輔助治療作用，能加強肝腎的活力。

草菇適合高血壓、高血脂、動脈硬化、冠心病、脾胃氣虛、體質虛弱、氣血不足、食慾不振、糖尿病及癌症病人食用。

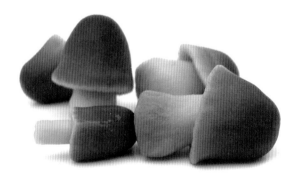

選購與食用

🛒 選購草菇時以菇身粗壯均勻、質嫩、菇傘未開或開展小的品質為好。

🍴 草菇浸泡時間不宜過長。

⚠️ 草菇性寒涼，平時脾胃虛寒性胃痛腹瀉者，不可多吃。
痛風病人不可多食。

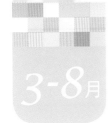

甜瓜 適合夏季煩熱口渴

產地：雲林、嘉義、屏東

　　甜瓜別名「果瓜」、「香瓜」，甜瓜被種植食用，乃至於藥用，已有二千年以上的歷史了。甜瓜之味甜於諸瓜而得名，甜瓜瓜品很多，以形狀、大小、紋理、顏色來區分，不勝枚舉。臺灣全年都可以種植生產，所以一年四季都可以吃到甜瓜。

　　甜瓜質脆水多、味甜氣香、可口宜人，其中以哈密瓜種最受歡迎，哈密瓜味甘如蜜、香氣襲人，有「瓜中之王」的美譽。甜瓜主要含糖類、維生素B、C、有機酸類、胡蘿蔔素等營養成分。

　　中醫認為，甜瓜味甘，性寒無毒，具有清熱利尿、止渴功效，可治暑熱、發燒、中暑、口渴、小便不利、口鼻生瘡，常感身心疲倦、焦躁不安、有口臭的人常吃，可清熱解燥。此外，也適合夏季煩熱口渴（特別是中暑時）或貧血、便秘者食用。

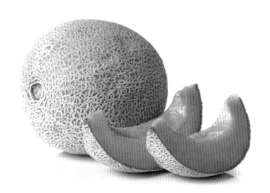

選購與食用

　　選擇甜瓜時，以果身有網紋且明顯凸出、香氣濃鬱的為佳。

　　甜瓜於室溫下放到成熟，之後置於冰箱中可放3天左右，或是切開放到保鮮盒，冷藏可放2天。

　　多食甜瓜令人陰下濕癢、生瘡，令人虛弱、腳手無力、腹脹。

　　甜瓜性寒，有吐血、咳血、十二指腸及胃潰瘍、慢性腸炎、脾胃虛寒、寒積腹脹或腹痛、小便頻數、心臟病等人慎用或忌用。

　　正常健康的人也不宜一下子吃太多，因甜瓜水分很多，吃太多在胃裡會沖淡胃液，引起消化不良或腹痛腹瀉。

　　糖尿病人宜少食。產後、病後要慎食。

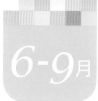

莧菜 營養價值高的長壽菜

產地：雲林

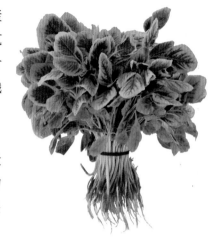

莧菜別名「莧」、「荇菜」、「苦菜」，原產於印度和熱帶美洲，臺灣各地均有種植，分為白莧菜和紅莧菜兩種，白莧菜葉片呈綠色，紅莧菜葉片為紫紅色，或綠色葉片而葉脈為紫紅色，紅莧菜纖維質較多，質地較粗，煮後湯色帶漂亮的紫紅色。

莧菜含維生素A、C、B_1、B_2及多種礦物質，其所含的蛋白質容易吸收，而所含胡蘿蔔素的含量是茄果類的2倍以上，可為人體提供豐富的營養物質，有利於強身健體，提高身體的免疫力，有「長壽菜」之稱。

一般認為紅色的蔬果具有補血的功效，紅莧菜中維生素C、鐵的含量是菠菜的2倍，可見此言不假，鈣的含量則是3倍，因為莧菜中不含草酸，因此所含的鈣、鐵吃入後很容易被吸收利用。所以，莧菜能促進小兒的生長發育，對骨折的癒合有食療價值。

中醫認為，莧菜性味甘涼，具有清熱利濕、止血、止痢的效用，可用於治療赤白痢疾、二便不通、鼻衄（流鼻血）等。莧菜還有清肝解毒、涼血散瘀的功效，用於肝火上炎所致的目赤目痛、咽喉紅腫不利等症。此外，亦適合大便乾結、小便赤澀、缺鐵性貧血、產婦瘀血未淨而腹痛者。

選購與食用

🛒 選購時，白莧菜以全株完整、葉片是淡綠或綠色、新鮮細嫩、無蟲蛀、不枯萎無爛葉，易折斷者為佳；紅莧菜則以全株完整、紫紅色部位明豔為佳。

莧菜不耐久放，尤其是白莧菜要儘快食用；紅莧菜可用塑膠袋包好，放冰箱可冷藏數天。

🍳 莧菜不適合用旺火熱油快炒，不僅失去鮮嫩感，還會產生難聞的味道。

❗ 脾胃虛寒、大便稀爛者慎食莧菜。

絲瓜 解暑除煩 有益皮膚保養

產地：臺中、彰化、花蓮

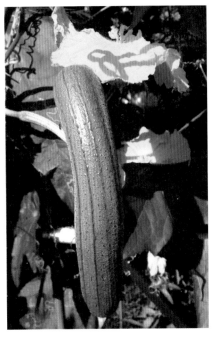

絲瓜別名「菜瓜」，由於出自南方，又有「蠻瓜」之稱。絲瓜原產於熱帶亞洲，據《本草綱目》中記載，早在唐代就有絲瓜之名。

絲瓜除了食用外，也有藥用價值，整個果體都可入藥。葉莖治瘡毒；絲瓜水鎮咳、健胃、解毒，也是清熱或化妝天然聖品；絲瓜絡（老化纖維）是活血、通經、解毒藥，又為止痛、止血藥，可用於腸出血、赤痢、婦女子宮出血、睪丸炎腫、痔瘡流血等疾。

絲瓜含皂素，苦味質、黏液質，富含木膠、木聚糖、維生素B、C、鈣、磷、鐵及胡蘿蔔素等，有保護皮膚、消除斑塊、使皮膚潔白細嫩有助益。

中醫認為，絲瓜性味甘涼，具有清熱化痰、涼血解毒、祛風化痰、潤肺止咳、利尿消腫、生津止渴、解暑除煩功效，用於熱病身熱煩渴、痰喘咳嗽、痔瘡、乳汁不通、癰瘡癤腫、小便不利，可治便秘、口乾、牙齦腫脹，婦女經期的調理也有助益。

老年人血氣衰弱、脈絡不順、筋骨痠痛，可用老絲瓜或絲瓜絡煮湯食用。婦女授乳不足，可用絲瓜煮生薑、黃豆和豬腳來食用，並能促進乳汁分泌。

- 選購實淨、無碰傷撞痕，瓜形瘦而直長，握在手中柔軟而有彈性的絲瓜。
- 冷藏時，先包上一層紙後，再裹上保鮮膜。
  食用絲瓜以嫩為佳，老則味苦有渣適合藥用。絲瓜的嫩芽及幼嫩雄蕊可摘取炒食。
  絲瓜不宜生吃。常拉肚子的人不宜多食絲瓜。
- 絲瓜果體含皂素，胃腸燥熱的人最適合食用，反之胃腸有寒滯的人，須多配生薑，且煮得熟爛才可食用。

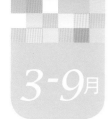

3-9月 椰子 汁甜肉滑脆 營養美容又解渴

產地：高雄、屏東、臺東

椰子又名「可可椰子」，是典型的熱帶水果，也是多用途的果樹，自古即有「天堂樹」的美稱，屏東縣栽植的面積最多，因此贏得「椰子的故鄉」之美譽。椰汁清如水甜如蜜，椰肉清香滑脆、柔若奶油，椰子水可作清涼飲料，椰肉可生食、做菜或加工製作成椰油、椰子粉、椰脂等。

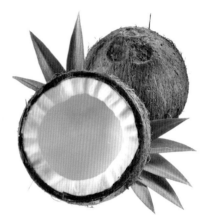

椰汁含醣類、脂肪、蛋白質、維生素C及鐵、鈣、磷、鉀、鎂等礦物質，營養豐富，可解渴祛暑、生津利尿、治熱病；椰肉含棕櫚酸、油酸等油脂、蛋白質、維生素B_1、B_2、B_5、C等，可補充營養、美容及防治皮膚病。

中醫認為，椰汁性涼味甘、椰肉性平味甘，椰汁具滋補、生津、利水功效；椰肉具補益脾胃、殺蟲消疳功效。椰汁主治口渴少津、水腫、小便不利；椰肉主治小兒疳積、面黃肌瘦、食慾不振。椰子適宜發熱的人或因天氣炎熱而口舌乾渴的人食用，充血性心衰竭的人也適合。

取椰汁兩杯、雞腿兩支（切塊汆燙）、玉竹、山藥各兩錢、枸杞一錢、紅棗五粒，全部藥材加適量水、鹽，一起煮開後，加入雞腿，以中火蒸煮，此道「椰汁燉雞」，具有養陰潤燥、生津益胃的功效，還有淡淡的南洋味。

選購與食用

挑選較重、較沉、水分相對較多的椰子。市售椰子已去掉青色外果皮，只留部分中果皮，以頂端的三稜稍堅實，搖動時，有充水感覺，按下時有軟軟的感覺，表示太熟，味道也欠佳。

進口椰子價格低廉，但是椰子剝殼後，椰子的香氣容易由內散失；此外，剝殼椰子的出苗部位如有破損，接觸到空氣，很容易發黴、腐敗，不容易保鮮。

新鮮椰汁，呈乳白色，汁液濃稠，油脂豐富，香味四溢。變壞的椰汁，有強烈酸味，汁液中呈凝固狀，不宜食用。

身體虛弱或寒症的患者不宜多飲椰子汁，而腸胃有積熱、肝火旺盛，尤其是喉痛、咽痛者，忌飲椰子汁。

椰子汁性寒，腸胃不好的人或糖尿病人不宜多喝。

5-10月 過貓 清腸排毒的蕨類蔬菜

產地：高雄

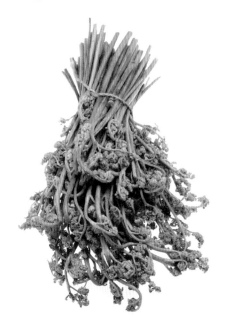

過貓是一種可以食用的蕨類，別名「過溝菜」、「水過貓」、「鳳尾菜」，它的學名是「過溝菜蕨」，千萬年前是草食性恐龍的主食呢！過貓的食用部位是其嫩葉部分尚呈捲曲者，沒有特異的臭味，煮湯或加麻油炒食，是道不錯的野菜。

不同種類的蕨類其所含的營養和成分都不盡相同，曾有報導內含致癌物質的「山過貓」，它是屬於「碗蕨科」植物，而可以吃的過貓則是屬「蹄蓋蕨科」，二者植物來源完全不同。

過貓所含的植物性蛋白質能促進生長發育、修補組織及增加身體免疫力；纖維質可促進胃腸蠕動，幫助排解胃腸之毒素；鈣、磷、鐵及維生素B是調節生理機能及促進新陳代謝所必要的成分，而維生素A更是保護眼睛、皮膚及增加身體抵抗力的重要成分。

過貓性味甘寒滑、無毒，具有滋養、強壯、解熱、利尿、清熱、滑腸、降氣、化痰之效，有清熱解毒、消炎、擴張血管、降血壓、止瀉利尿、清腸排毒、補脾益氣、增強抗病能力的功效，並能減肥。

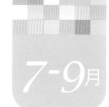

酪梨 又名幸福果 具優質脂肪的水果

產地：嘉義、臺南

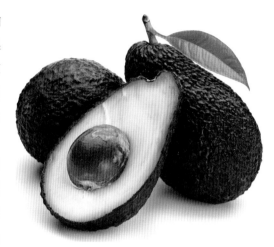

酪梨俗稱「牛油果」，又名「油梨」、「幸福果」。酪梨其實不是梨類，而是屬樟科油梨植物，因為吃起來似奶酪而得名，果皮似鱷魚皮，又叫「鱷梨」，原產於墨西哥、厄瓜多爾和哥倫比亞等國。

酪梨營養豐富，一個酪梨的營養素相當於3個雞蛋，所以有「森林中的奶油」的美譽。酪梨糖分低，高能量，適合作為糖尿病人的食物，也是素食者最佳的營養補充品。酪梨果肉具有良好的護膚、防曬與保健作用，被認為可以養顏美容。

酪梨的脂肪含量特別高，被歸成脂肪類，它也沒有水果特有的甜味，可食部分約含有10％的脂肪，這些脂肪的主要成分，是對人體有好處的單元不飽和脂肪酸及必需脂肪酸，有利於血脂的控制，可降低血液中的膽固醇含量，因此對防止冠狀動脈硬化及預防老化，有很大的助益。

酪梨的脂溶性維生素（如維生素E與胡蘿蔔素等）的含量比其他的水果高而又更好吸收；而水溶性維生素（如維生素B群與C等）的含量也不遜於其他水果。

選購與食用

🛒 宜選購果皮呈綠色或帶紫紅色。隨存放時間漸長，成熟度增加而紫紅色也漸深，選購時，輕輕握住酪梨，感覺有彈性而不覺軟嫩的，才是成熟度適中的果實。

酪梨需經後熟作用變軟才能食用；以拇指壓果實而不會彈起，則已可食用。

未熟軟的酪梨不要放在冰箱內，否則無法正常後熟。

⚠ 變軟的酪梨整顆放在塑膠袋內密封放冰箱。剖開後未吃完部分之切面灑上檸檬汁以防褐變。

半顆酪梨就等於吃了一碗飯的熱量，需要控制體重及需要限制脂肪攝取的人，都應特別注意，不要吃得太多。

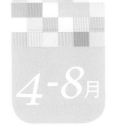

4-8月 鳳梨 助消化 防止血栓形成

產地：臺南、高雄、屏東

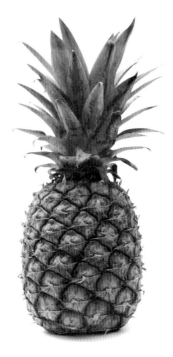

鳳梨又名「菠蘿」，原產於亞馬遜河流域，哥倫布發現美洲後才帶回歐洲，臺灣大概在四百年前就開始種植鳳梨。鳳梨肉色金黃、香味濃鬱、甜酸適口、清脆多汁，雖然全年生產，但每一季節的品種不同。鳳梨除鮮食外，也可加工成罐頭、果汁等，鳳梨酥是臺北有名的伴手禮呢！

鳳梨含有豐富纖維，能刺激腸道、加速蠕動；維生素C含量高，鈣、鐵、磷等含量豐富，還含有不少有機酸，如蘋果酸、檸檬酸等。鳳梨蛋白酶，能溶解血栓，防止血栓形成，減少腦血管疾病和心臟病的死亡率，還可分解胃內蛋白質，幫助消化。

鳳梨性涼、味甘酸，有解暑、生津止渴、助消化、消食止瀉、利尿的功效，可降血壓、消暑解渴、增進食慾、防止便秘、煩渴、頭暈、倦怠、多食油膩、悶飽難耐等。鳳梨適合炎熱夏季身熱煩渴、高熱傷暑的人，對腎炎水腫、高血壓、支氣管炎也有療效。

選購與食用

🛒 選擇果實結實飽滿、有重量感、果皮清潔亮麗、無裂縫、撞傷，果目明顯突起，聞起來有一股濃鬱特殊香味，汁多、甜度高。未熟，酸度高，過熟，會產生酒味。

🍴 吃鳳梨時，用鹽水泡一下，可以抑制鳳梨酶對口腔黏膜和嘴唇的刺激。

⚠ 有些人吃鳳梨後會引起過敏，俗稱「鳳梨病」或「鳳梨中毒」，會出現腹痛、噁心、嘔吐、腹瀉，同時出現過敏症狀，頭疼、頭昏、皮膚潮紅、全身發紫、四肢及口舌發麻；嚴重的會突然暈倒，甚至休克。

少量鳳梨有增進食慾的作用，但是過量食用會引起胃腸病。胃潰瘍、胃寒、肝炎不宜吃鳳梨。

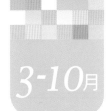

3-10月 蓮霧 調和高熱量飲食的佳果

產地：高雄、屏東、宜蘭

蓮霧原產於馬來半島及安達曼群島，在臺灣有很長的栽培歷史，早在17世紀時就由荷蘭人自爪哇引入。蓮霧形美色豔，富含維生素C，有利尿、寧神、祛暑的功效，酸酸甜甜的口感讓人欲罷不能。

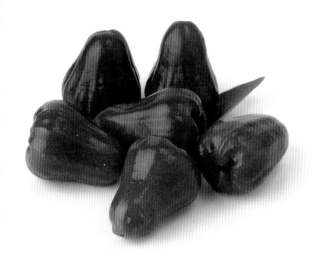

11月至翌年3月所生產的蓮霧為冬果或春果，具有果形大、無子、果色深紅、脆度、甜度高、果肉多汁及脆度佳等特點，常是大快朵頤的好時節。

中醫認為，蓮霧性涼、味甘澀，功能有潤肺、止咳、除痰、涼血、收斂，主治肺燥咳嗽、呃逆不止、痔瘡出血、胃腹脹滿、腸炎痢疾、糖尿病等症。另外，蓮霧被視為消暑解渴的佳果，適合糖尿病、高血壓、肥胖、小便不利、浮腫水腫的人食用。

取蓮霧、苦瓜、洋芹、蘆筍、蝦仁各約100公克，苦瓜去籽切成薄片，西洋芹切成薄片後一起泡入冰水約10分鐘，蘆筍、蝦仁燙熟備用，將蓮霧挖掉果萼切成三瓣，再將以上材料放入沙拉碗，淋上千島醬即可，這道菜很適合冬天大魚大肉，尤其是吃火鍋時，用來平衡油膩的口感。

選購與食用

🛒 選購果色深紅、果臍面張開、果面潔淨、無斑點、無蟲咬斑、病斑、果粒沉重、結實無虛胖現象的蓮霧。蓮霧不耐保存，一般室溫下只能存放一週。將蓮霧放入塑膠袋後綁緊，或放入保鮮盒後，置於冰箱底層低溫冷藏可減少水分散失，可延長果實存放時間。

❗ 蓮霧偏涼又利尿，脾胃虛寒而腹瀉便溏要少吃。

小便失禁及頻尿多尿者不宜食用。

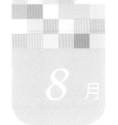

8 月 龍眼 失眠健忘者的補品

產地：臺中、臺南

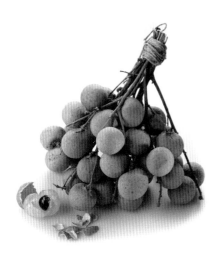

　　龍眼又名「桂圓」，原產於中國，至今已有二千多年種植的歷史了，除了生吃外，還可製成龍眼乾，是家庭食療佳品，中藥補益方劑中常以龍眼乾入藥，是很好的溫補藥材，全年都買得到。不論新鮮或乾品龍眼，它們的功效都相似。

　　龍眼含豐富蛋白質、醣類、維生素A、B、E，對治脫髮、心悸、產後血虛、胃病、盜汗、失眠、健忘等症頗有功效。

　　中醫認為，龍眼味甘性溫，有益心脾、補氣血、安神的功效，適合神經衰弱、更年期婦女心煩汗出者食用。老年人氣血不足、婦女產後體虛乏力、營養不良引起的貧血患者亦可食用。

選購與食用

🛒 選購新鮮、果皮未變黑、枝少、果粒多且碩壯飽滿，果肉厚，果核小者為佳。

　　新鮮龍眼果肉透明而無汁液溢出，更無一層薄膜包著，剝開時果肉乾淨俐落。倘若有水分流出的話，是不新鮮的龍眼。

　　龍眼肉質易變壞，不適宜存放過久，購買後最好快快吃掉。龍眼果蒂部位不宜沾水，否則易變壞，凡用水沖洗過的龍眼，均不能久存。

❗ 有些龍眼進口前已加入一些防腐劑，以延長龍眼的鮮度。但過量使用防腐劑會使肉質變得淡紅混濁，食後會有苦澀麻痺的感覺。

　　有痰火（如心悸煩躁、眩暈失眠、口舌潰爛）或陰虛火旺（如煩躁易怒、低熱、口燥咽乾、盜汗）者忌食。

　　風寒感冒、消化不良、拉肚子的人不要吃龍眼。

　　月經經血過多的女性不宜食。

　　龍眼糖分高，糖尿病患者不宜。

4-11月 龍鬚菜 含葉酸及鐵質 適合準媽媽
產地：臺中、嘉義

　　龍鬚菜又稱為「佛手瓜苗」，就是佛手瓜的幼嫩莖葉，龍鬚菜因為藤蔓狀似龍鬚而得名，是一種極容易種植，生命力很強，並在惡劣環境也能存活的植物，亦是少數不用農藥栽培的鄉土蔬菜，秋天正是它的盛產期。龍鬚菜是客家菜的常客，市場上常有販售，已算不上是野菜了。龍鬚菜味道清香，口感清脆且嫩滑，相當特別。

　　龍鬚菜莖葉富含維生素A、B_1、B_2、葉酸及鐵、鈣質，具有清熱、消腫以及養顏美容的效果，尤其是龍鬚菜毋需使用農藥，是準媽媽們可以食用的綠色蔬菜，可補充葉酸和鐵質，有助於胎兒神經系統發育，生產後也適合食用。

　　龍鬚菜味甘寒、無毒，有清熱氣、利小便的功效，含有豐富的葉綠素與纖維質，可幫助消化。龍鬚菜熱量低，適合糖尿病人食用。龍鬚菜的口感頗似過貓，但無過貓的澀味。

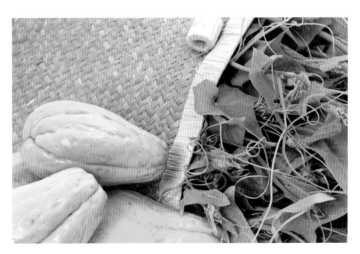

選購與食用

　🛒　選購龍鬚菜時，以新鮮翠綠、不枯萎、長約15～20公分（一個巴掌長），帶2～3節葉片的莖蔓，藤蔓（鬚）直而不蜿蜒最佳。

　🍴　在烹調時可素炒或加入牛、羊肉一起拌炒，也可以簡單的與鹽或醬油調味，打上生蛋讓滑嫩感更為突出。龍鬚菜性寒，胃寒瀉泄者不宜多吃，以胡麻油和老薑爆炒之後，可以降低龍鬚菜的寒性。

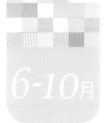

薑 改善食慾、抗衰老的調味料

產地：南投、宜蘭

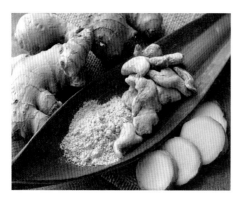

薑原產於印度，是一年四季都可以買得到的基本調味食材，除作調味料外，也可生食、醃漬；除作食材外，也是一味重要的中藥材。薑可將辛辣味滲入菜餚中，使之鮮美可口、味道清香。

薑含有揮發油，主要成分有生薑醇、薑烯等，辛辣成分為薑辣素，可以擴張血管，促進血液循環，驅寒和預防感冒。

薑能改善食慾，增加飯量，俗話說「飯不香，吃生薑」。生薑也是傳統的治療噁心、嘔吐的中藥，有「嘔家聖藥」之譽，薑有消除脹氣、紓解消化不良的功效。

人體在進行正常新陳代謝生理功能時，會產生自由基，使人衰老和發生癌症。生薑中的薑辣素進入體內後，能產生一種抗氧化酵素，有對付自由基的本領，所以，吃薑能抗衰老。

薑性味辛而微溫，具有發汗解表、溫中止嘔、解毒的功效。可用於治療風寒感冒、發熱、惡寒，或用於治感冒輕症，煎湯加紅糖趁熱服用，往往能得汗而解，也可用作預防感冒、經行腹痛。還可用於魚蟹毒、嘔吐腹瀉的治療。

有偏頭痛、關節疼痛、牙痛時，可把生薑切片，在烤箱中烤熱或置平底鍋中烘烤後，貼於太陽穴或關節疼痛處，可以應急，減輕疼痛，並促進關節腫痛消失。

選購與食用

🛒 選購薑身肥大硬實、表面平滑無口、具重量者。嫩薑以表皮淡黃、質地鮮嫩為佳。
老薑本身已纖維化，不適合冷藏保存，容易使水分流失。
嫩薑與粉薑要裝入保鮮袋內，置於冰箱保存。

❗ 薑一次不宜吃過多，以免產生口乾、咽痛、便秘等上火症狀。
陰虛火旺（紅斑性狼瘡、糖尿病、更年期症候群）者勿食。
內熱（目赤腫痛、痔瘡便血、肝炎黃疸）者應慎用。

7-1月 檸檬 開胃消食 宜母子

產地：臺中、高雄、屏東

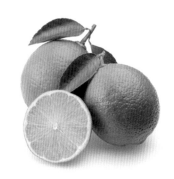

　　檸檬是最有藥用價值的水果之一，羅馬人曾大量種植，稱呼檸檬為「綠蘋果」，因為對懷孕婦女有益，所以又有「宜母果」、「宜母子」的美譽。

　　檸檬含檸檬酸、蘋果酸，維生素B$_1$、B$_2$、C、菸鹼酸、糖類、鈣、磷、鐵。檸檬的酸味以檸檬酸為主要成分，主要作用在消除疲勞。檸檬中所含之維生素C，可助維生素P強化毛細血管，可防止動脈硬化。檸檬可促進胃中蛋白分解酵素的分泌，增加胃腸蠕動，有助於消化吸收。檸檬能潔膚美容、防止和消除皮膚的色素沈澱，使肌膚光潔細膩。檸檬是萬能調味料，可去肉類、海鮮腥味，榨完汁的皮渣可放在冰箱除臭。

　　中醫認為檸檬性涼，味酸，具有化氣和胃、開胃消食、生津止渴、解暑安胎、助消化等功效，用於暑熱傷津、心煩口渴、補疲乏力、嘔吐少食、胎動不安、食慾不振、咽痛口乾、胃脘脹氣、高血壓等症。

　　孕婦常出現食慾不振、口乾舌燥症狀，適量喝些檸檬汁可促進食慾幫助消化，而檸檬富含的維生素C也可提高抗病能力，協助鈣質吸收，檸檬中的鋅質對胎兒神經系統的發育有益，鉀能緩和情緒抑制疼痛。

　　薰衣檸檬茶是簡單好用的藥膳茶，取薰衣草一大匙、檸檬汁、蜂蜜適量，熱開水一大杯沖泡，是肝虛（視物不明、聽力減退、心神不寧）及孕婦日常調養的茶飲。

選購與食用

🛒 選購4要訣是：青（皮淺綠色）、大（汁多）、圓（飽滿）、亮（皮光亮圓滑）。
　　檸檬切開後會變乾，無法久置，可用保鮮膜包好再以橡皮筋束住，置於冰箱冷藏。

🍽 紅茶加入檸檬片，可增加香氣，但要馬上飲用，不然檸檬酸加上紅茶中的丹寧酸，會破壞紅茶的原味。
　　檸檬汁要用非金屬容器盛裝，以免金屬促進維生素C褐化變質。

⚠ 牙痛、糖尿病人忌食，而因虛寒引起的呼吸不暢、痰多的也不要吃。
　　傷風感冒咳嗽、發燒的人不宜多吃。

7-1月 釋迦 含糖量高 可補充體力

產地：花蓮、臺東

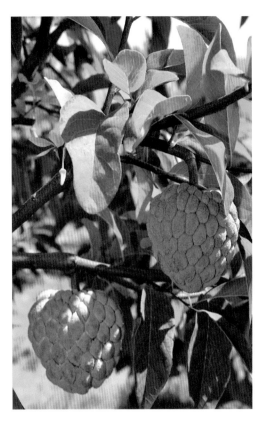

釋迦原產於熱帶美洲，根據《臺灣府誌》記載是由荷蘭人引入栽培的。釋迦因為果實十分像釋迦牟尼佛的頭飾物，因此叫做「釋迦」，又叫「佛頭果」，而其果型特殊，幼果很像荔枝，所以也叫做「番荔枝」。

釋迦含磷、鐵及鈣等礦物質，還有豐富的醣類及維生素C。釋迦的維生素C含量在水果中數一數二，果肉有清喉潤肺的功能。釋迦因熱量極高，可以有效的補充體力，並且具有養顏美容、強健骨骼、增強免疫力等多樣功能。

中醫認為，釋迦味甘性平，有補中益氣、健脾止瀉的功能，適合中氣不足、體質瘦弱、營養不良、倦怠乏力、神疲氣短、腹瀉便溏、脾虛久痢患者食用。

選購與食用

- 選購選果粒較大、形狀端正飽滿、鱗片大而平坦，且果實柔軟的釋迦。
- 釋迦不耐久存，尚未熟軟的釋迦可覆蓋浸濕的布或報紙催熟，約1天的時間就可以吃了。若要保存，需等到熟軟後再放進冰箱冷藏室存放，否則易發生寒害，使果實變黑。熟軟後的釋迦存放於冰箱中可保存約5天。
- 釋迦食用前用水沖洗一下果皮，再剝開吃較好。
- 釋迦含糖分高，減肥和糖尿病患者少吃。胃酸過多的人慎食。
  釋迦因含鉀量高，末期腎衰竭者忌食。

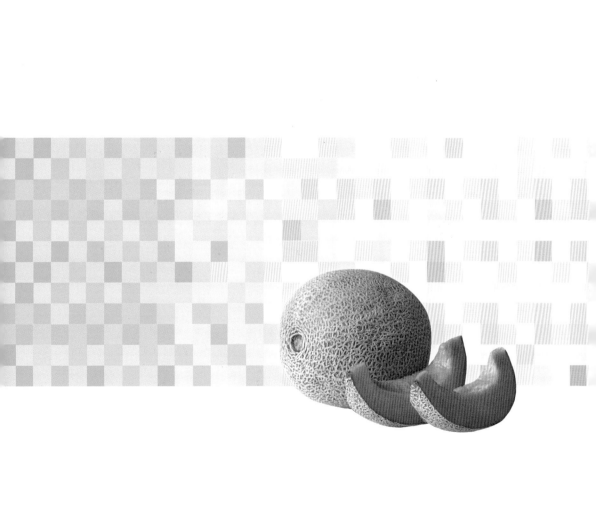

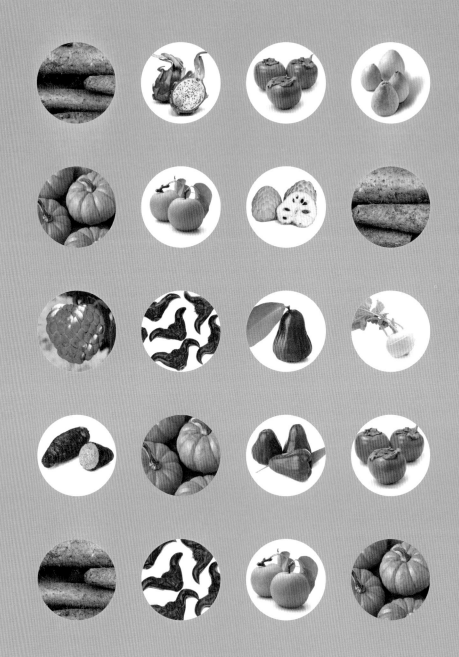

Part 5 秋風瑟瑟
秋天的蔬果
9, 10, 11月

秋季飲食養生

我國最早的中醫書籍《黃帝內經》（B.C.700）中就已描述四季氣候對人體臟腑、氣血的影響，而推演出不同季節的養生之道：「春要助其生，夏必助其長，秋須守其成，冬務保其藏」。四季的溫度變化有規律的節奏，古人就按著這個節奏來調適生活而達到養生的目的。因此，日常飲食也應配合氣候變化，除了餵飽肚皮外，也可得到防病的效果。

秋季，天氣由熱開始轉涼，心情也轉趨沉靜，所以沉靜、安寧，就是秋季的養生方式。因此《黃帝內經》中「秋三月，……使志安寧，以緩秋刑，收斂神氣，使秋氣平，無外其志，使肺氣清，此秋氣之應，養收之道也」，指出在秋季裡思想意識應清靜、安寧、神氣漸收，保持肺氣的清靜，以適應秋季寒涼的氣候。此外，要避免著涼，注意保暖，才能常保身體的安康。

秋季天高氣爽，燥氣易使人的體液減少，皮膚變得乾燥，宜多吃生津潤燥、保肺的食品，選擇當季的蔬果為佳，如：梨子有潤肺、止咳消痰的功效；柿子有清熱生津、潤肺化痰、澀腸止瀉的功效；百合有潤肺止咳、安神鎮靜的功效；蓮藕有清肺解熱、止鼻血、解渴去煩的功效。其他如柚子、柑桔有清肺鎮咳、健胃潤腸的功效；龍眼乾則有補血、安神的功效。這些蔬果類雖然有生津潤燥的功效，但性味偏於寒涼，應適當食用，以免傷害脾胃陽氣，影響消化能力。

秋季的飲食原則如下：

（一）飲食要少辛增酸

辛味食物吃太多，會導致肺氣太盛，損傷肝的功能；多吃酸

味，以增加肝的功能。

（二）滋陰潤肺以防燥

有一些中藥材具有養陰潤肺的功效，如西洋參、麥門冬、天門冬、枸杞、冬蟲夏草、山藥、茯苓、川貝母、玉竹、石斛等都可以適量食用，有保濕的作用及強化呼吸道能力。

（三）多吃新鮮蔬果

蔬果生津潤燥，清熱通便，可補人體津液，富含維生素C及B群、礦物質、纖維素，但是秋季吃瓜果要防「秋瓜壞肚」，損傷脾胃陽氣。

（四）食物多樣化、營養均衡、細嚼慢嚥

秋季飲食多樣化，才能補充夏季因氣候炎熱、食慾下降而導致的營養失調。進食時細嚼慢嚥，以利充分消化完全吸收。

秋季養生—
適度吃生津、潤燥的食物

秋季陽光和煦，氣溫漸降，燥氣當令，易傷津液，進入由熱轉寒的過渡階段。秋季在五行中屬金，金在五臟中屬肺，《飲膳正要》記載「秋氣燥，宜食麻以潤其燥，禁寒飲」，秋天宜收不宜散，要少吃蔥薑等辛味之物，因為辛味發散瀉肺。

秋天要保養肺，否則會出現咳嗽、氣喘症狀，再者，秋風瑟瑟、草木枯萎，容易令人感時傷月、心情抑鬱，進一步傷害肺的機能（悲屬金，跟肺同源）。

秋季的飲食原則，應以清涼、生津、潤燥、平補的食物為

主，以達養生健體、袪病延年，這類食物性味平涼，能健肺爽聲、健腸消食、強化新陳代謝。以下這些食物，可以適度食用：有助於承接暑熱，並為冬寒作準備。

種子類	
大豆	逐水、除胃熱、下瘀血、解藥毒。
豆漿	生津潤燥，清熱解毒，利尿消腫。
黑米	滋陰補腎、益氣強身、明目活血。
蔬菜類	
蓮藕	補心生血、健脾開胃、滋養強壯、益血生肌。
白蘿蔔	健胃消食、生津止渴、清熱利尿。
高麗菜	清熱、生津、下氣、潤燥。
紅蘿蔔	有健脾潤腸、降血壓、降血糖、補血功效。
香菇	補肝腎、健脾胃、益智安神、養容顏。
白木耳	具有補脾開胃、益氣清腸、安眠健胃、補腦、養陰清熱、潤燥之功效。
水果類	
梨	能生津止渴、潤燥化痰、潤腸通便。
柿子	潤肺生津、清熱止血、澀腸健脾、解酒降壓。
香蕉	具有清熱生津、潤腸通便、潤肺止咳、降血壓、滋補營養等作用。
石榴	生津化食、潤肺止咳。
肉類	
牛奶	補虛損、益肺胃、生津潤腸。
羊肉	補腎壯陽、暖中袪寒、溫補氣血、開胃健脾。

秋老虎肆虐 飲食有對策

入秋後，儘管晝夜溫差變大，但是白天有時仍然很熱，特別是秋後久晴無雨時，暑氣更加逼人，因此有「秋老虎」之說。

燥是秋的主氣，屬陽邪，入秋後雨水日漸減少，天氣乾燥，草木漸枯，人自感燥。因燥傷津，傷津而見燥症，其引起的疾病有溫燥（初秋）和涼燥（深秋）。

初秋時感染到的燥邪為溫燥，主要傷陰，即損害人體的津液。症狀是皮膚乾燥、眼乾裂、舌紅少津、毛髮乾枯、小便赤黃、大便乾結、口鼻咽乾、胸痛乾咳少痰、痰中帶血絲，甚至發中至高熱。一般而言，秋燥所導致的咳嗽，病程較長，也比較難以治癒。

在秋老虎這樣的天氣裡，兒童、老年人、孕婦及有慢性病等體質較弱的人，也比較容易受到疾病的侵襲。

以下這些飲食對策可舒緩秋老虎引起的不適：

◎綠豆湯、蓮子粥等：清熱解暑類飲食能防暑斂汗補液，還能增進食慾。

◎多吃新鮮水果蔬菜，既可滿足人體所需要的營養，又可補充經排汗而丟失的鉀。

◎選擇食物時，要注意其性味，不宜過於寒涼，例如西瓜、梨、黃瓜等，其性味寒涼，多食可能傷及脾胃，不利於補虛。特別是一些老年人，大多有脾胃虛寒的證候。

◎飲食營養也很重要，不可為了追求清熱解暑，而使飲食過於清淡。鴨肉、泥鰍、西洋參、魚、豬瘦肉、海產品、豆

製品等，既有清暑熱又有補益的作用。

◎燥是秋天的主氣，秋燥之氣最容易傷肺，應慎防秋燥，燥者宜潤之。應適當多飲用白開水、清茶、蓮藕汁等。

◎腸燥便秘時，宜食用質潤多脂的食物，如芝麻、蜂蜜。

◎忌菸酒，蔥、薑、蒜等應少用或不用。

皮膚美容—多吃水果對付秋老虎

入秋以後，天氣漸漸變涼，但是時而暑氣更加逼人，濕度相對降低，正是秋老虎肆虐，常常使人不自覺的忽視水分的攝取和皮膚的保養。

水果向來是美膚纖體的得力助手，不僅可吃，更可以外敷，水果美容是一種自然的美容方法，水果中含有大量的營養成分和維生素、微量元素，可增加皮膚彈性、滋潤和光澤。

來一杯鮮榨的果汁或一份鮮果，消暑養顏，價廉物美，既可享受美食，又可達到美容功效。

木瓜	含有機酸、維生素A原、鐵等營養成分，具有美白、豐胸等美容功效。
奇異果	含相當豐富的維他命、果膠、果酸等，可以給皮膚補充養分、預防黑斑，使皮膚更加白皙細膩。
葡萄柚	富含維生素C以及抗氧化成分，而且熱量十分低，也是減肥的好幫手。

檸檬	可以抑制黑斑、美白肌膚，也可以緊緻肌膚，使皮膚光潔潤滑，當然，減肥的功效也很顯著。
香蕉	有潤腸通便的功效，每天吃一兩根香蕉，保證正常的排便，煥發由內而外的健康美麗。用香蕉和蜂蜜調製的面膜，擁有美白的功效。
蘋果	膳食纖維可以幫助我們排出腸道中的鉛、汞、錳、鈹等毒素，還可以使肌膚紅潤有光澤。
草莓	富含維生素C，經常食用草莓能使皮膚細膩有彈性，此外，草莓所含有的活性物質具有防癌作用。
火龍果	是一種低熱量高纖維的水果，除了減肥外，還可防治便秘。
櫻桃	含鐵量豐富，能使皮膚紅潤嫩白，消除黑斑。
李子	可增加皮膚光澤、有助於減少雀斑、黑褐斑及美白等作用。
番茄	茄紅素含量豐富，具有抗氧化活性；維生素P可降低毛細血管通透性和防止破裂。
椰子	椰肉含棕櫚酸、油酸等油脂，可美容、防治皮膚病。

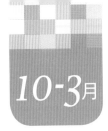

10-3月 山藥 滋補養顏 抗濕疹

產地：臺北、宜蘭、花蓮

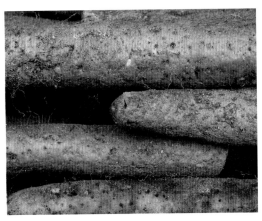

山藥又名「山芋」、「淮山」、「薯蕷」，早在周朝時就已開始種植。山藥可分為條狀和塊狀兩種，條狀肉質白皙，塊狀則有白色和紫紅色兩種，價格較便宜。

山藥含鈣、磷、鐵、碘、維生素B、C等營養素，另含黏液質、膽鹼以及纖維素，不僅是入饌的好菜，也是常用的補益中藥材。

山藥所含的薯蕷皂苷，是荷爾蒙的原料，有促進荷爾蒙的合成作用，並可提高新陳代謝，改善體質。山藥含有各種分解酵素，並具有解毒作用的氧化還原酵素，可以生食，而且吃多了也不太會造成胃滯。

中醫認為，山藥性味甘平，有健脾止泄、補肺益氣、止咳化痰、固腎益精、助消化、斂虛汗、除消渴的功效，並且還有滋養美顏的作用。可用於尿頻、白帶、咳嗽、遺精、盜汗、糖尿病、腸炎及腎炎等。

濕疹是一種常見又難纏的皮膚病，以中醫的觀點，脾為後天之本，主運化水濕，皮膚濕疹患者緣於脾失健運，濕熱內生。常吃山藥健脾胃而水濕漸化，適合濕疹患者食用。

選購與食用

🛒 新鮮山藥以光滑完整、無鬚根、不乾枯、不裂根、顏色均勻為佳。乾品以質地堅硬、光滑均勻、顏色潔白、粉性足為佳。

新鮮山藥保存時，切去變色的缺口，包上一層紙後，再包上一層保鮮膜或塑膠袋，冷藏保存。乾品則放入密封罐中，冷藏保存。

❗ 極少數人服用山藥會引起過敏，皮膚出現紅斑、紅腫、丘疹。

有腫脹、氣滯等症狀者忌食。

凡屬有實邪、熱毒、外感熱病者不宜服用。

火龍果 預防老年癡呆

產地：苗栗、臺東

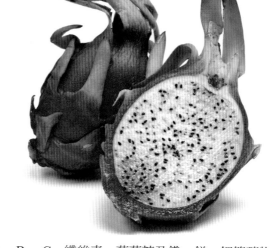

火龍果又稱「紅龍果」、「吉祥果」，屬於種類很少的仙人掌類水果，原產於南墨西哥及太平洋邊的中美洲諸國，果實造型獨特、色彩鮮豔、風味香甜，火龍果產期長，從春季到秋季都可以吃到。

火龍果常見的有紅皮白肉及紅皮紅肉二種，其中紅皮白肉果實稍大且呈橢圓狀，紅皮紅肉的果實較圓，甜度也較高。一般認為紅色的果實，具有補血的效果。

火龍果果肉多纖、低熱量，具有特殊的風味，含有豐富的維生素B_2、B_3、C、纖維素、葡萄糖及鐵、鎂、鉀等礦物質，是一種口碑不錯的水果。

火龍果性味甘平，含有一般植物少有的植物性白蛋白、花青素及水溶性膳食纖維。有降血壓、消火氣及改善便秘的功效。白蛋白是一種水溶性蛋白質，對胃壁有保護作用。

仙人掌植物中都富含花青素，花青素可以活絡腦神經細胞，對預防老年癡呆有不錯的效果，火龍果的花青素含量比葡萄皮還要高，尤其在紅肉種的果實中，它具有抗氧化、抗自由基、抗衰老的作用，還能提高對腦細胞變性的預防。

選購與食用

- 選購火龍果以外觀光滑亮麗、果身飽滿、顏色鮮紫紅、均勻者為佳。
  觸摸時果實較軟的火龍果表示已經不新鮮了，如果果皮愈紅的表示要盡快吃完。
- 女性體質虛冷者，不宜吃太多火龍果。

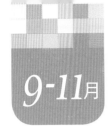

9-11月 芋頭 益脾胃 秋季蔬菜一寶

產地：苗栗、臺中、高雄、屏東

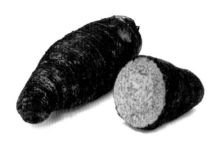

芋頭在臺灣全年有售，秋冬時產量高，這個季節可以買到既便宜又新鮮、質鬆、香Q、口感令人讚不絕口的芋頭。日本作家芥川龍之芥有一篇叫「芋粥」的小說，是說有一個人一直很想吃到芋粥（芋頭稀飯），每天幻想著那芋粥多麼好吃，結果有一天真的吃到了，卻發現食物還是「想像」比「實際」要來得好吃。其實芋頭是尋常百姓的食物，早在西漢時代的農書中就有了芋頭的記載，無論燒、炒、蒸、煮，都具有滑、軟、酥、糯、清香、黏嫩爽口的特色。

芋頭除了含澱粉外，尚有蛋白質、多種胺基酸、微量元素（如鉀、鈣、矽、磷、鐵、鎂、錳等）、維生素B_1、B_2、C、菸鹼酸及植物甾醇、胡蘿蔔素、黏液皂素等成分。芋頭富含鉀，可幫助血壓下降，而含氟量高可防齲、保護牙齒。質地細軟，有利胃腸消化吸收，纖維質則可預防便秘。

芋頭含較多澱粉和黏液皂素，質地較馬鈴薯細軟，無龍葵素，熟食適量易消化，適於胃弱，可以調中補虛、化痰積、解毒醒酒，很適合老年人及癌症患者食用。

芋頭是老幼皆宜的食品，也是秋季蔬菜一寶。中醫認為，芋頭性味辛平，有毒，益脾胃、調中氣，化痰和胃、寬腸、通便散結、有治中氣不足、利肝腎、添精益髓等功效，對治療大便乾結、甲狀腺腫大、腫毒、蟲咬蜂螫、腸蟲癖塊、急性關節炎等病症有一定作用。生芋頭（尤其是乾的）用於軟堅散結，可治腫毒、燙火傷等。

選購與食用

🛒 選購芋頭時以勻稱、質地硬實、重量較重的為佳。

🧤 芋頭的黏液中含有皂素，能刺激皮膚發癢，因此生剝芋頭皮時需要小心。若皮膚發癢，可用生薑擦一下，即可緩解。

熟芋頭一次也不可吃得太多。脾胃虛弱者，若吃得太多，容易脹氣。

❗ 芋頭生食有毒，食後易導致刺激喉嚨、口舌發麻、腸胃不適等症。

糖尿病人忌食。

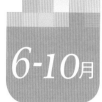

6-10月 金針菜 媽媽們的優質食物

產地：花蓮、臺東

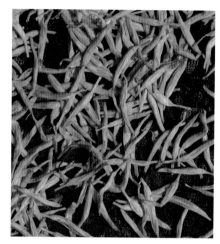

　　萱草是母親節代表媽媽慈愛的花，大家常吃的金針菜就是萱草的花冠，中國大陸叫做「黃菜花」，金針有相當悠久的栽培歷史，具有「觀為花、食為菜、用為藥」的特色。它的胡蘿蔔素含量不亞於紅蘿蔔，肉質肥大，花味清香，營養價值很高。

　　中醫認為，金針菜性味甘涼，有寬胸利水、醒酒除黃、健腦除煩、止血下乳的功效，用於治療小便不利、痔瘡便血、失音、流鼻血、產後乳少、胸膈煩熱、神經官能症、失眠、夜盲症、感冒與尿道炎。金針菜也有很好的食療效果，不僅可用於消除濕熱、痔瘡出血，還有鎮靜、安眠的作用。

　　《本草綱目》記載，金針菜有療愁的功用，憂鬱的人常吃可以除煩，所以又稱「忘憂」。金針菜還具有健腦抗衰的功能，有「健腦菜」之稱，精神過度疲勞的現代人可以經常食用。情志不暢、心情抑鬱、氣悶不舒、神經衰弱、健忘失眠的人食用也相當適宜。

　　金針菜對於懷孕婦女及胎兒發育有益，因此可作為孕婦的保健食品，婦女產後體弱缺乳、月經不調也適合食用，金針菜是上天賜給媽媽們的優質食物。

選購與食用

- 選購新鮮金針菜時，以花苞緊密未開、含水量高、色澤鮮豔的為佳，如果花苞發黑就不適合購買了；乾金針以乾燥、顏色較暗者較好。
  乾金針常在加工過程中燻硫磺以保存及增加鮮豔的色澤，應留意是否有過量亞硫酸鹽殘留。
- 新鮮金針菜的保鮮期短，容易變質，不要食用腐爛變質的。
  鮮金針含秋水仙鹼，食入後會在體內轉化為有毒成分，但經過水泡和充分加熱，就沒有安全的顧慮了。
- 患有皮膚搔癢症者忌食。

8-12月 柿子 痔瘡患者的好朋友

產地：苗栗、臺中、嘉義

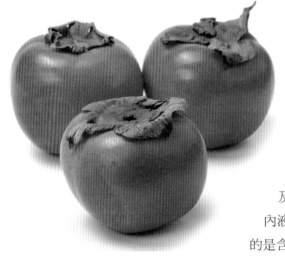

　　柿子原產於中國，栽培的歷史已有一千多年了。甜柿可以直接食用，澀柿則需要人工脫澀後才可。柿子曬乾後製成柿餅，柿餅外部有一層白色粉末，叫做柿霜，柿霜主要是由於內部滲出的葡萄糖凝結而成的結晶。

　　柿子含胡蘿蔔素、維生素C及B群，能補充人體的養分及細胞內液，而有潤肺生津之效；值得一提的是含有大量的「碘」，這是其他水果少見的，能治療因缺碘而導致的甲狀腺腫大。

　　中醫認為，柿子性寒，味甘澀，具有潤肺生津、清熱止血、澀腸健脾、解酒降壓的功效。主治肺熱咳嗽、脾虛泄瀉、咯血便血、尿血、高血壓、痔瘡等病症。柿子能促進血液中乙醇的氧化，幫助身體對酒精的排泄，能夠醒酒解醉。

　　柿子有大量的有機酸和鞣質（單寧），能幫助胃腸對飲食物進行消化，增進食慾，又因酸性收斂，所以有澀腸止血之功效，可用於治療血痢和痔瘡出血。

選購與食用

🛒 紅柿以果皮光滑、沒有病斑、果色深橙紅、果實稍軟化者為佳。脆柿以果型大而圓、果皮橙黃色、無病斑者佳。甜柿則以果實橙黃、無病斑及未軟化者為佳。

柿子如果不太成熟，可用報紙包住放幾天。

🍽 柿子性寒，脾虛泄瀉、便溏、體弱多病、產後、糖尿病及外感風寒者忌食。

未成熟果實含有大量鞣質，不可食用。

柿子含鞣質（澀味的由來），具有較強的收斂作用，吃過量，易致口澀、舌麻、大便乾燥，所以不宜多食。

❗ 單寧酸可與體內的鐵結合，阻礙對鐵的吸收，故缺鐵性貧血患者禁食。

婦女經期、空腹、水腫時不宜食用。

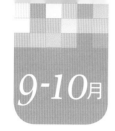

9-10月 柚子 秋天的天然水果罐頭 強肝除疲勞

產地：臺南、宜蘭、花蓮

柚子別名「文旦」，是中秋節的應景水果，皮厚耐藏，一般可存放3個月而不失香味，所以被稱為「天然水果罐頭」。

柚子以含維生素C豐富而著稱，多補充維生素C可保持皮膚彈性、防止皺紋、抑制黑色素形成。維生素P的含量也較柑、桔、橙略多，維生素P可改善微血管的功能，增加冠狀動脈血流量、降低血脂及膽固醇，有益於心血管疾病及肥胖的患者，也可促進傷口癒合。

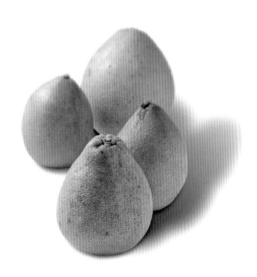

中醫認為，柚子性味酸寒、無毒，具有健胃消食、化痰止咳、寬中理氣、解酒毒等功效。主治食積、腹脹，咳嗽痰多、痢疾、腹瀉、妊娠口淡等病症。

柚子能促進肝細胞的再生和肝醣元的合成，增強肝臟的解毒和抗病能力。患有糖尿病的病人不能食柑橘者，可食柚子替之。因柚子含有胰島素樣成分，能降低血糖。而柚子所含的有機酸，大部分為枸櫞酸，具有消除人體疲勞的作用。

柚子含有人體所必需的多種微量元素，如錳、銅、硒、鋅等，可以清除人體內的自由基，對老年人有延緩衰老進程的作用。又有預防腦血栓、減肥等效果，適於中老年人食用。

4-10月 南瓜 補血的蔬菜 糖尿病患者宜食

產地：屏東、花蓮

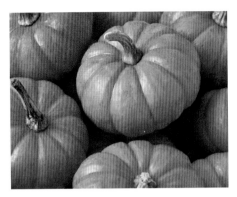

南瓜又名「麥瓜」、「金瓜」，原產於亞洲南部、中南美洲及非洲，南瓜味甘適口，可作蔬菜或雜糧，稱之為「飯瓜」，是夏秋季的主要蔬菜之一。

南瓜含有豐富的醣類和澱粉，但蛋白質和脂肪含量則較低。除了胡蘿蔔素、維生素 B_1、B_2、C、鐵和磷等營養素外，還含有特殊的微量元素，例如鈷，有補血作用，清代名醫認為「南瓜為補血之妙品」；鉻和鎳，可以促進胰島素的分泌，對於輕症的糖尿病患者可以改善症狀。

南瓜含大量的果膠（一種植物纖維），能延緩脂肪的吸收，還可保護胃黏膜，促進潰瘍癒合。南瓜可防治高血壓、糖尿病及肝臟病變，提高人體免疫能力。

南瓜含有的特殊營養成分可增強機體免疫力，防止血管動脈硬化，具有防癌、美容和減肥作用，被視為特效保健蔬菜。南瓜能消除亞硝酸鹽的致突變作用，防止癌細胞的產生。

中醫認為南瓜性溫味甘，具有補中益氣、消炎止痛、解毒殺蟲的功能。可用於氣虛乏力、肋間神經痛、瘧疾、痢疾、解鴉片毒、支氣管哮喘、糖尿病等症，適合老年便秘、肥胖及高血脂症的人。

選購與食用

- 選購瓜型圓大而光滑，質重的南瓜。
  放通風乾燥處存放，若要久放，可放在冰箱中不太冷的地方。
- 長期吃南瓜會使皮膚變黃，但是對健康無礙，只要停食，一段時間後就可慢慢恢復原有的膚色。
- 南瓜屬發物，多吃會助長濕熱，尤其皮膚患有瘡毒易風癢、黃疸和腳氣病患者皆不宜多量食用。
  脾胃濕熱、胸脘脹悶者，不宜食。

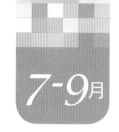

7-9月 梨 對抗秋燥的好水果

產地：新竹、苗栗

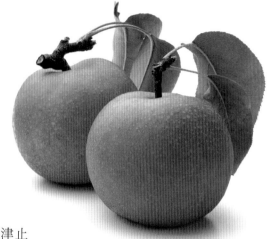

梨的種類很多，世界各地培育出來的梨品種多彩多姿、不勝枚舉，數以千計，西方梨即西洋梨種，原產於歐洲，其中以外形有點像葫蘆，又名「鴨梨」的西洋梨最常見。

秋季天高氣爽，空氣中的溼氣較低，容易出現咽乾鼻燥、唇乾口渴、咳嗽無痰、皮膚乾澀等秋燥現象。梨素有「百果之宗」，對秋燥症有其獨特的療效。

中醫認為，梨性微寒味甘，能生津止渴、潤燥化痰、潤腸通便等，主要用於熱病津傷、心煩口渴、肺燥乾咳、咽乾舌燥，或噎膈反胃、大便乾結、飲酒過多之症。梨還有清熱、鎮靜神經功效，對於高血壓、心臟病、口渴、便秘、頭暈目眩、失眠多夢患者有良好的輔助療效。

梨的不同吃法，可生不同功效。所謂「生者清六腑之熱，熟者滋五臟之陰」，生吃梨能明顯解除上呼吸道感染患者所出現的咽喉乾、癢、痛、音啞，以及便秘尿赤等症狀。冰糖蒸梨可以滋陰潤肺，止咳祛痰，對嗓子具有良好的潤澤保護作用。

梨如蘋果一般，含有能使人體細胞和組織保持健康狀態的抗氧化劑。中老年人多吃梨，可以幫助人體淨化器官、保存鈣質，還能軟化血管。

選購與食用

🛒 挑選外皮完整無碰傷，果實稍軟熟，具果香味者為佳。
成熟的梨香氣撲鼻，果柄變乾硬而脆，果肉也變得脆滑香甜。

❗ 梨性寒，所以有胃寒嘔吐、寒咳、腹瀉以及婦人產後均要小心食用。一般人不要吃太多，以免損傷脾胃。

9-11月 菱角補身 澱粉量高，糖尿病人不宜

產地：臺南、高雄

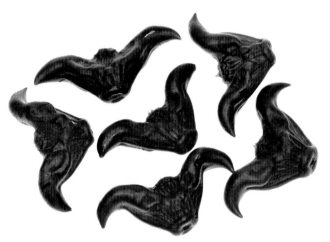

菱角別名「菱」、「水栗」，栽培的歷史已有二千餘年了，臺灣大約是日據時代才自大陸引入，菱角是一種水生植物，我們吃的是菱角的種子。菱角大多用來煮食、熬粥，中國大陸則有生吃的習慣，作果、蔬兩用。

菱角富含澱粉、蛋白質及多種維生素、礦物質，適合脾胃氣虛，慢性腹瀉便溏的人食用，老年人胃腸機能衰退，消化能力變弱，也很適合食用菱角。

中醫認為，菱角性味甘涼，具有利尿、解暑、止消渴、解酒毒、抗癌、通乳等作用。可治療痢疾、暑熱煩渴、浮腫、腰腿筋骨痛、乳汁少等。《本草綱目》記載，「菱角安中補五臟，不飢輕身」，可見菱角具有補身、保健康功能。

選購與食用

- 菱角愈成熟，煮後風味愈佳，未熟果含水分多，質稀爛而且稍帶澀味，風味差，選購時以外殼堅硬且重者佳。

  菱角一般在冰箱中可保存2天左右。剝好殼的菱角，保存時間大幅縮短，必須當天食用，或是急速冷凍以保新鮮。

- 菱角多食令人腹脹，因此食用應適量。

  吃生菱角如果未經適當的消毒，直接用嘴啃皮，很容易感染上薑片蟲病。

- 據傳菱角（未剝皮直接煮汁喝）有抗癌效果，民間試用於治療食道癌、胃癌。不宜任意嘗試。

  菱角含多量澱粉，糖尿病人不可多吃。

  菱角性涼，多吃損陽助濕，脾胃虛寒者忌生吃。

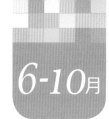

6-10月

藥食兩用的 蓮子 高貴不貴

產地：桃園、嘉義、臺南

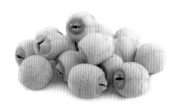

　　蓮子清香甘甜，是藥食兩用的食材，蓮子入藥相當早，神農本草經列為上品藥，稱為「水芝丹」，古時候只有帝王侯爵才能享用。蓮子是果實和種子的總稱，去殼之後即種子，種皮較薄，帶棕色，我們所吃的「蓮子」是已經除去種皮和胚的「子葉」。

　　蓮子富含鉀、鎂、鈣等礦物質、維生素C、E及膳食纖維。其中鉀質與維持心臟功能、血壓正常有關；鎂質在食物中的含量通常較低，但是蓮子則含量高，鎂有利於鈣的吸收；鈣質有促進肌肉、骨骼、神經生長、鎮靜安神的作用；維生素C、E皆為抗氧化劑，可延緩老化、預防癌變、心臟病；膳食纖維高的蓮子利於日常排便。

　　中醫認為，蓮子性味甘、澀、平，入心、脾、腎經，具有養心補腎、健脾澀腸的功能。蓮子除了滋補外，還有健脾補腎、防止老化、增強心臟機能、安胎等功效，蓮子能治療老年人因身體狀況不佳引起的心悸、失眠及神經衰弱。蓮子適合癌症病人食用，尤其是做完化療、放療後。對於減少婦女白帶過多的症狀也有幫助。

飲食佳饌

蓮子百合湯

材料：蓮子、百合、白木耳各1兩，山藥20片，紅棗（去子）20粒
作法：將上述食材分別浸泡約1小時，放入鍋中同煮，最後加入冰糖調味，此道蓮子百合羹，適合春天食用，可補益脾胃之氣、延年益壽。

選購與食用

- 選購乾蓮子以顆粒飽滿、色澤均勻、無蟲蛀、堅實的為佳，一般以去蓮衣（種皮）、去蕊（綠色胚芽）為主，最好不要買顏色太白的，以免吃到漂白的蓮子。
  新鮮蓮子口感比乾蓮子好，分長形與圓形，長形較好吃，但是價格也稍高一點。
  蓮子儲存時應放在密封、乾燥的地方。
- 煮蓮子湯時不要用紅糖，因紅糖含鈣質高，蓮子含果膠具黏性，不易煮爛。
  燉煮蓮子時也不可以用冷水。
  漲發乾蓮子不可用冷水，要用可以蓋過蓮子的沸水，蒸二十分鐘即可透發。
- 溼熱病、大便乾結、腹脹的人忌食。

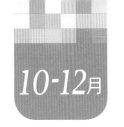

10-12月 鳳梨釋迦 甜滑如蜜 養顏美容

產地：彰化、臺南、臺東

　　鳳梨釋迦又稱「蜜釋迦」，是冷子番荔枝與番荔枝（釋迦）的雜交種，鳳梨釋迦果實風味酸甜適中、甜滑如蜜、美味可口，帶點乳脂狀的口感，是人間珍果，有「大自然之傑作」的美譽。每年11月至翌年3月間之冬春期果品品質最佳，主產於臺東。

　　鳳梨釋迦果肉連在一起，不像一般釋迦的果肉一瓣一瓣很容易分開，表皮各瓣間的裂紋也比較淺而平滑，可以切開來吃。鳳梨釋迦保存較為不易，可以直接食用，亦可作為沙拉的佐料，打成果汁、製成果醬、添加於奶昔或冰淇淋裡。

　　鳳梨釋迦富含鐵質、鈣質、磷、鉀以及維生素A、B及C、蛋白質及纖維素等，不含膽固醇及脂肪。鳳梨釋迦性溫、味甘甜微酸，具有補中益氣、健脾止瀉等作用。多吃能養顏美容、補充體力、健強骨骼、預防壞血病及增強免疫力。

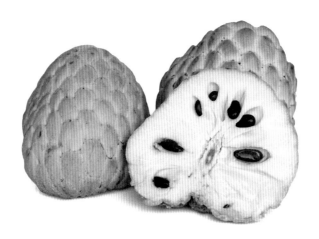

選購與食用

🍴 選購果實大、鱗溝展開、鱗溝泛黃之硬熟果、外觀亮麗、沒有病蟲害的鳳梨釋迦。
買回來後，不要馬上放入冰箱，要擺幾天，等到軟熟後不僅Ｑ甜，糖分也較高，如果不吃的話，再放入冰箱下層，可多保存幾天。

❗ 鳳梨釋迦由於含糖量高，糖尿病、肥胖、胃酸過多的人不要吃。
因含鉀量高，末期腎衰竭者慎食。

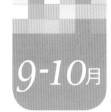

9-10月 蘋婆 酷似鳳眼的堅果 具溫胃明目功效

產地：彰化

蘋婆是梧桐科喬木的果仁，又稱「七姐果」、「鳳眼果」，原產於中國南部，臺灣南部有少量栽種，蘋婆樹的樹種高大，樹葉寬大茂密，多用於行道樹、庭園樹。蘋婆樹的果核，外型酷似鳳眼，其開裂的心形果核，內藏木魚狀的紅色果實，果實內包著卵形淡色的可食果仁。

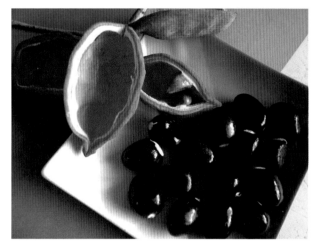

蘋婆樹一年一生，加上產量不多，市場上不太常見。蘋婆的種子經過烘炒後，種仁顏色如蛋黃，味道如栗子，是一種乾果。《西遊記》中曾提到，唐太宗為招待取經歸來的唐僧師徒四人，蘋婆便是其中一道美味佳餚。

蘋婆不能生吃，經炒熟後方可食用，富含澱粉，也含蛋白質和脂肪等，還含有纖維素、鈣、磷、維生素A、B，就如其他的堅果，是熱量高的食物，吃了以後具有相當的飽食感。

蘋婆性味甘溫，具有溫胃、殺蟲、明目的功效，主治蟲積腹痛、翻胃吐食、疝痛、肝虛（視物不明、聽覺減退、容易恐懼）目翳。

選購與食用

🛒 選購蘋婆時，方法類似一般的豆莢類，以個大、形狀勻稱、色澤飽滿、近黑褐色者為佳。
8月底9月初正是蘋婆上市的月份，不要錯過嚐鮮的機會。

🍴 蘋婆的風味特殊，有一股淡淡的清香，和各種食材搭配時不奪味。蘋婆食用時取其種子，剝去黑色外種皮及中種皮呈半透明淡褐色之後，即可見淡黃色的種仁，可蒸、可煮、可烤、糖蜜及紅燒等。

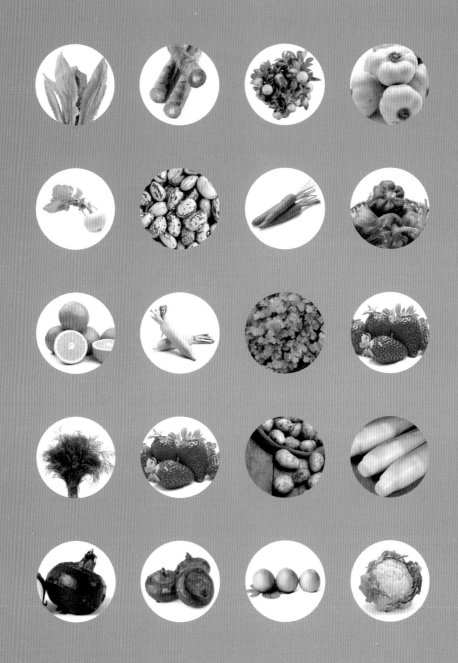

Part 6 天寒地凍
冬天的蔬果
12, 1, 2月

冬季飲食養生

　　古人說：「上工治未病」，就是說能在還未發病時先預防疾病的發生，注重生活飲食的養生方法，這也就是預防醫學的實踐，尤其在目前高齡化的社會更能凸顯其重要性，畢竟有很多疾病都是經年累月以來累積而成疾的。

　　冬季，是「養臟」的好時機，所謂「冬不藏精，春必病溫」。《黃帝內經》上記載：「冬三月，此謂閉藏，……去寒就溫，無洩皮膚，使氣極奪，此冬之應，養臟之道也，逆之則傷腎，春為痿厥」，意思是說在冬天活動的時候讓身體出些微汗為宜，這樣既可達到避寒取暖的目的，保持愉快的心情，還能夠使使精、氣、神均能內收養生。

　　冬天氣溫下降，人體的免疫力降低，呼吸道防禦的功能減退，易引起一些呼吸道的疾病，如感冒、肺炎、咳嗽、氣喘等。另外天冷，身體的血液循環變差，也容易引起心、血管的疾，所以應注意保暖和充分的休息，並且保持屋內空氣的流通。

　　冬天裡進補，一方面可以增加血液的循環，避免手腳冰冷，也可提高免疫力功能。預防疾病，尤其在冬季，常會因一些小感冒而引起嚴重的併發症，如能適時適量的進補，能避免一些小感冒，如在火鍋、濃湯、燉肉、海鮮這些食材中，可適量增加辣椒、蔥、蒜等辛辣物，並適量攝取生鮮蔬果以保持身體的健康。

　　冬季飲食進補的基本原則是順應體內陽氣的潛藏，以斂陽護陰為根本，其原則為：

（一）養腎防寒，增加熱量：

冬天寒氣逼人，需要較多的熱量來維持生理活動，所以要適當補充熱量，提高人體的抗病能力。

（二）少吃鹹味，多吃苦味食物：

如松子仁、白果、萵苣、大頭菜、百合、苦瓜、豬肝、豆豉，冬天多吃這類食物，可助心陽。

（三）依體質飲食養生：

陰虛者（午後潮熱、唇紅口乾、大便燥結、小便黃短）多吃補陰食物，如芝麻、糯米、乳製品、蔬果、魚類；陽虛者（疲乏無力、少氣懶言、畏寒肢冷、自汗、臉色蒼白）多吃溫陽食物，如韭菜。

（四）莫忘新鮮蔬果：

冬天要多吃富含維生素C的新鮮蔬菜水果，並食用富含維生素B_1、B_2的乳製品、豆類、花生，以調和高油脂、高熱量的飲食。

（五）冬季進補有三不：

不要沒病過補，不要有病濫補，不要以形補形。

過年吃堅果類零食 小心脂肪上身

堅果類的食物，通常是富含油脂的種子類食物，如花生、核桃、腰果、松子、瓜子、杏仁、開心果等。這類食物營養豐富，可提供抗氧化物質，能夠保護心臟血管，雖具有特殊的風味，但是熱量很高，這些食物屬於脂肪類食物，高熱量、高脂肪是它們的特性。

過年期間大夥聚在一起，或聊天或看電視，吃太多難免讓肚子多長個游泳圈。

堅果類零食一般人一天吃一小把（約30公克）是可以接受的，如果吃多了，烹調用油就要少用點，或少吃點飯。尤其不要在吃飽喝足後，又不加節制地大吃起來。

以下這些都是過年期間常吃的堅果類零食，提供食物性味及食用宜忌供大家參考：

食物名稱	食物性味	食物功效與注意事項
腰果	味甘、性平	◎具有預防便祕、強筋健骨、滋潤肌膚、開胃的功效。 ◎含有較多的油脂，腸炎腹瀉患者和痰多的人不宜多食。
花生 （別名長生果）	性味甘、平	◎具悅脾和胃、滋養調氣、補血功能，適高血壓、動脈硬化、食慾不振者食用。 ◎腹瀉者慎服，發黴的花生也不要吃。
杏仁	性味苦、溫	◎有祛痰止咳、平喘、宣肺、潤腸通便的功效。 ◎痰濕、風寒咳嗽及拉肚子或大便稀軟的人忌食。
白瓜子 （即南瓜子）	性味甘、平	◎對前列腺炎、糖尿病有改善作用。 ◎不宜一次吃太多，以免胃脹。
核桃 （又稱胡桃肉）	性味甘溫	◎具補腎固精、溫肺定喘、潤燥化痰、鎮咳、降低膽固醇功效，可防止動脈硬化、抗衰老等。 ◎拉肚子、流鼻血、陰虛火旺的人忌食。

蠶豆 （又名佛豆）	性味甘、平	◎具健脾利濕，澀精、補腎明目、壯筋骨等功能。 ◎少數人吃蠶豆後，會引起蠶豆病，產生發熱、頭痛、腹痛、黃疸、精神不振等症狀。發病急猛，搶救不及時，嚴重者可導致死亡。 ◎小孩子第一次吃蠶豆，不宜多食，凡父母有蠶豆病史者，子女應慎食蠶豆。
瓜子 （即西瓜子仁）	性味甘、平	◎有清肺潤腸、和中止渴的作用。 ◎醬油瓜子含鹽分高，血壓高的人少吃為妙。
開心果 （又名蘇羅子）	性溫、味甘	◎功能為理氣寬中、和胃止痛。
松子	性味甘溫	◎有滋陰、益肺、潤腸的功效。 ◎但咳嗽痰多、脾虛泄瀉者忌用

尾牙春酒宿醉 醒酒食物幫幫忙

　　到了年終吃尾牙、喝春酒的旺季，不管是犒賞或慰勞，喜愛杯中物的朋友，個個不醉不歸，不善飲的人，也會被催哄著多喝兩杯，不論是醉酒或吃撐了，對身體都不好。

　　由於酒精（乙醇）代謝的關係，通常在我們舉杯飲用的時候很爽快，等到肝臟開始分解酒精時，就會開始產生不舒服的感覺，這種症狀的輕重常會因人而異，酒雖可加快入眠，但是醒來後常會有頭暈、頭痛、乏力等不適感，稱之為宿醉。

啤酒有「液體麵包」之稱，因熱量高多喝易發胖，適量飲用有活血、開胃、幫助消化的作用；葡萄酒適量有補心養心、健腦益體、美容養顏的功效；燒酒（穀類釀製的酒）有活血通脈、增進食慾、消除疲勞、禦寒提神的功能。

喝酒切記要適量，胃炎、肝病、糖尿病、痛風、懷孕及哺乳婦女、心血管疾病患者應忌飲或少飲為妙。酒後不宜再喝咖啡，咖啡會加重酒精對人體的傷害，開始時極度興奮大腦，接著極度抑制，並刺激血管擴張、加快血液循環，增加心血管負擔。

某些食物有緩解酒精代謝所產生的副作用，一般稱為醒酒食物；對於過飽造成的食積胃痛，也可藉由食物得到緩解與疏導；酒精代謝的器官在肝臟，有保護肝臟作用的食物，不妨多吃些。

◎醒酒食物：宜吃清熱、生痰、止渴、化痰作用的食物，如梨子、蘋果、甘蔗、香蕉、西瓜、金橘、楊桃、茶、豆腐、黃瓜、豆苗、蓮藕、白蘿蔔。

◎酒醉者：忌吃油膩、辛辣、溫熱、香燥食物，如韭菜、薑、龍眼、荔枝、棗、辣椒、胡椒、蔥、蒜。
食積胃痛，宜食消食導滯食物，如荸薺、山藥、金橘、茶、白蘿蔔。

◎過飽者：忌吃油膩葷腥食物，如糯米、栗子、棗、地瓜、洋蔥、蛋、松子、胡桃、蛤蜊。

◎保肝食物：肝不好的人容易醉酒，酒也會使肝功能惡化，保肝食物有全麥食品、魚、豆腐、牛奶。金橘、西瓜、棗、梨、奇異果、葡萄、柿子、海帶、冬瓜、木耳、番茄、黃瓜、白木耳均是對肝有益的食物。

過年大快朵頤 莫忘水果調和

農曆新年是一年中最重要的節日，這個喜氣洋洋的歡樂時刻，更是與家人、朋友團聚的好時光。從除夕圍爐到初五接神，恐怕天天都是大魚大肉，造成飲食不均衡，加上假期作息又不正常，很容易對身體健康造成傷害。不但會引起的腸胃不適的症狀，也會因為吃多了，在假期結束後對直線上升的體重懊惱不已。所以過年期間千萬別忘了攝食富含維生素及纖維素的新鮮水果，以調和高油脂、高熱量的飲食。

以下所列為過年當季值得參考食用的水果：

食物名稱	食物性味	食物功效與注意事項
橘子	味甘酸、性溫	◎含高量的維生素C、鉀，有健胃理氣、化痰的功效。 ◎用於脾胃虛弱、食慾不振、咳嗽痰喘、妊娠惡阻。 ◎有扁桃腺炎、牙痛者忌用。
棗子	性味甘溫	◎富含維生素C，為百果之冠，有「天然維生素丸」之稱。 ◎具益氣生津、調和營衛功能，用於心血管疾病、營養不良、癌症患者。 ◎糖尿病患者忌食。
柳丁	性味酸涼	◎富含鈣、鉀、維生素C、纖維素。 ◎有止嘔、解酒、滋潤健胃、促進消化的功用。 ◎食用柳丁的原則是一次不要吃太多。

櫻桃	味甘、性溫	◎富含鈣、鐵、維生素C，鐵含量是蘋果的20倍以上。 ◎有補中益氣、健脾祛濕的功能。用於病後體虛、倦怠少食、風濕腰痛、四肢不靈、貧血等。 ◎糖尿病人忌食，陰虛火旺的人易上火、噁心、流鼻血。
草莓	性涼味甘酸	◎含豐富的有機酸、維生素C、鈣、鐵等。 ◎功效潤肺生津、健胃和中、益氣養血、涼血清熱、解酒毒，主治肺燥乾咳、津少口渴、食慾不振、消化不良。
蘋果	性味甘涼	◎含多量果膠、維生素C、A、纖維素。 ◎具潤肺生津、除煩功效，高血壓、冠心病、支氣管炎、習慣性便秘、小兒腹瀉、消化不良的人宜食。 ◎糖尿病、胃寒者忌食。
蓮霧	性味甘平	◎含維他命C、鐵、鈣，功能為潤肺、止咳。 ◎可用於肺燥咳嗽、痔瘡出血、胃腹脹滿、腸炎痢疾、糖尿病等症。
梨子	性味甘涼	◎含維他命C、鉀、果膠，可生津潤燥。 ◎用於治療痰熱咳嗽、便秘、酒精中毒。 ◎脾虛便溏、外感風寒咳嗽的人勿食。

過年多吃蔬果 清熱潤腸助消化

　　過年期間（1～2月）通常是一年中最冷的時候，因為天氣冷，自然而然會捨蔬果而多攝食油膩、肉類或澱粉類的食物，再加上春節假期，團圓圍爐，少不了大魚大肉，暴飲暴食，飲食不正常，容易招惹腸胃抗議，不僅不舒服，看醫生也不方便呢！

　　所以，春節期間用餐時，不要忘了多吃蔬菜，飯後也要吃水果，以保均衡助消化，以下提供這個季節盛產的蔬果各10種，希望能過個好年。

●蔬菜十選：

◎山藥：有益腎氣、強筋骨、健脾胃、止泄痢之功效，可用於脾胃虛弱、食少體倦、泄瀉及婦女白帶等症。

◎玉米：具有開胃益智、理中、活血寧心的功效，習慣性便秘脾胃氣虛、高血壓的人宜用。

◎芥菜：有溫中利水、宣肺豁痰、解表利尿功能，可用於咳嗽痰多、胸膈滿悶等毛病。

◎大白菜：化痰止咳、退燒解毒，適減肥、防便秘、痔瘡。

◎茼蒿：有和脾胃、利便、清血、養心的功效，宜用於有肺熱咳嗽、大便乾結者。

◎番茄：具清熱解毒、涼血平肝、降血壓功能，宜用於高血壓、心臟病、肝炎、食慾不振的改善。

◎菠菜：有清利胃腸、活血通脈的功效，可用於冠心病、高血壓、糖尿病、貧血、習慣性便秘的改善。

◎紅蘿蔔：具清熱潤腸功能，可用於習慣性便秘、腹痛、高

血壓的改善。

◎白蘿蔔：可化痰消積、理氣寬中，用於咳嗽痰多、食積滿悶、消化不良亦有效。

◎金針菇：可降低膽固醇，促進胃腸蠕動。

●水果十選：

◎草莓：功效潤肺生津、健胃和中、涼血清熱、解酒毒，主治肺津少口渴、食慾不振、消化不良。

◎金橘：有理氣補中、消食化痰的功效，宜用於食慾不振、高血壓、血管硬化等病症。

◎橘子：有健胃、理氣的功效，宜用於脾胃虛弱、食慾不振、妊娠惡阻。

◎棗子：具益氣生津、調和營衛功能，可用於心血管疾病、營養不良的改善。

◎蘋果：具潤肺生津、除煩之功能，高血壓、習慣性便秘、小兒腹瀉及消化不良的人宜食。

◎蓮霧：可調和冬季高熱量飲食，主治呃逆不止、痔瘡出血、胃腹脹滿等症。

◎芭樂：有收斂止瀉、止血、健胃、消除食滯的作用。

◎柳丁：可解酒、解膩、助消化。

◎奇異果：具有潤中理氣、生津潤燥、解熱止渴的作用，可用於改善消化不良、食慾不振。

◎木瓜：有健脾胃、助消化、通兩便、清暑解渴及解酒毒等功效。

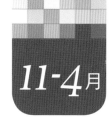

11-4月 A菜 促進發育的蔬菜

產地：臺北、彰化、雲林、嘉義

「葉萵苣」就是一般人熟知的A菜，又名「妹仔菜」、「鵝菜」，原產於地中海沿岸，葉呈尖形，吃起來味道有點苦，是市場常見的蔬菜之一。

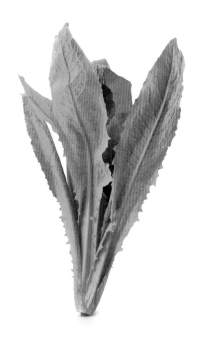

A菜大約在10世紀初傳入中國時，當時必須以千金的價碼，才得以吃到這種略帶苦味的青菜，所以A菜又有「千金菜」這樣的別稱。

中醫認為，A菜性涼、味甘苦，有通乳汁、助發育、消水腫功能。A菜含有胡蘿蔔素、維生素B_1、B_2、C、菸鹼酸、鐵、鈣、磷等營養成分。

A菜適合兒童、青少年發育期、孕婦及飲酒者食用，也適合高血壓、冠心病、心律不整、水腫、肥胖症、糖尿病患者的食用。

飲食佳餚

麻油風味A菜餚

食材：A菜約半斤、蒜頭3粒、芝麻油

作法：將A菜洗淨瀝乾水分，蒜頭3粒去皮拍碎，起油（芝麻油）鍋放入A菜和蒜頭，快炒1分鐘，起鍋前撒鹽和白芝麻粒，熄火拌勻即可。這道菜有促進胸部發育的功效。

選購與食用

- 選購葉片完整無病斑、顏色翠綠鮮脆、葉脈扁平的A菜為佳。
- 不要煮太久，以免失去脆感。
  A菜性涼，脾胃虛寒的人要少吃。
- A菜含草酸及普林（嘌呤）類成分，痛風的人不要吃。

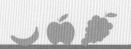

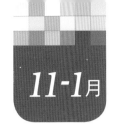

11-1月 大白菜 熱量低 秋冬減重的蔬菜

產地：雲林

　　大白菜原產於中國，使用的歷史超過六千年，古時候叫做「菘」，書畫家齊白石譽為「菜中之王」，大白菜是冬季常見的蔬菜，也是火鍋中的主角，更是製作成泡菜的蔬菜。大白菜質嫩味鮮，營養豐富，蘇東坡讚歎說「白菘類羔豚」。

　　秋冬季節空氣特別乾燥，寒風對人的皮膚傷害極大，而大白菜中含有豐富的維生素，有護膚和養顏效果；大白菜含有多種微量元素，如錳、鋅、銅、鉬；所含的高量纖維素則有潤腸、促進排便的功效，可促進腸胃蠕動、改善便秘和預防痔瘡。熱量極低，是典型減肥蔬菜，經常食用可瘦身減肥。

　　中醫認為，大白菜微寒味甘，有化痰止咳、養胃生津、消食下氣、除煩解渴、利尿通便、清熱解毒之功效。適合脾胃氣虛、大小便不利、動脈粥狀硬化、高血脂症、高血壓、糖尿病的人，有道是：「魚生火，肉生痰，白菜豆腐保平安」。

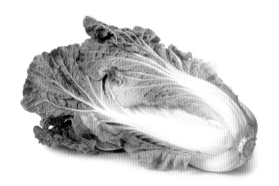

選購與食用

🛒 選購葉球結球密實、感覺較重、無爛葉、無明顯蟲蛀的大白菜。
保存時可放通風處或冰箱冷藏。

🍽 大白菜在腐爛的過程中會產生毒素（亞硝酸鹽），不可食用。
脾胃虛寒者不宜，若加薑片同煮，可調和其寒。

❗ 短期大量食用，可能引起胃酸過多，造成消化道潰瘍或使消化道疾病患者症狀惡化。

11-4月 大蒜 殺菌 是天然抗生素

產地：彰化、雲林、臺南

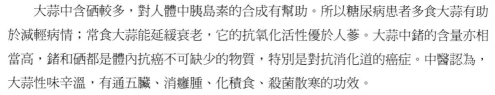

　　大蒜別名「胡蒜」、「蒜頭」，是烹飪中不可缺少的調味品，原產於南歐及中亞，是自漢朝張騫出使西域後才引進的，而歷史上最早食用的人是4500年前的古巴比倫。大蒜既可調味，又能防病健身，常被譽為「天然抗生素」。

　　大蒜中含有一種辣素成分，對病原菌和寄生蟲都有良好的殺菌作用，可以預防感冒、防止傷口感染，有治療感染性疾病和驅蟲的功效。

　　大蒜具有明顯的降血脂及預防冠心病和動脈硬化的功效，並可防止血栓的形成。大蒜能保護肝臟，誘導肝細胞脫毒酵素的活性，可以阻斷亞硝胺致癌物質的合成，從而預防癌症的發生。

　　大蒜中含硒較多，對人體中胰島素的合成有幫助。所以糖尿病患者多食大蒜有助於減輕病情；常食大蒜能延緩衰老，它的抗氧化活性優於人蔘。大蒜中鍺的含量亦相當高，鍺和硒都是體內抗癌不可缺少的物質，特別是對抗消化道的癌症。中醫認為，大蒜性味辛溫，有通五臟、消癰腫、化積食、殺菌散寒的功效。

　　不少人怕吃大蒜後嘴裏有一股蒜味，要減輕口中的蒜味，可含3～5片茶葉，或喝1杯溫牛奶，或嚼花生，或用檸檬水漱口，也都能減輕口中大蒜的味道。

選購與食用

🛒 選購蒜球時，要以結實、無蟲蛀、無發芽的比較好。蒜球應放置在通風良好的乾燥場所。

　　青蒜以鮮翠亮麗、蒜汁柔嫩、蒜莖基部無膨大的較好。青蒜應儘速食用，如要冷藏則要以保鮮膜包好。

🍴 發了芽的大蒜食療效果不大。醃製大蒜不宜時間過長，以免破壞有效成分。

❗ 大蒜能使胃酸分泌增多，辣素有刺激作用，有胃腸不適，如胃潰瘍、十二指腸潰瘍的人不宜吃大蒜。

　　有肝病的人過量食用大蒜，可造成肝功能障礙，造成肝病加重。

　　過量食用大蒜會影響視力。

　　辣素怕熱，遇熱後很快分解，其殺菌作用降低。

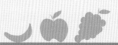

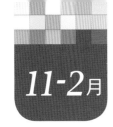

11-2月 大頭菜 解酒醒酒，開胃消食的蔬菜

產地：彰化、雲林、嘉義、高雄

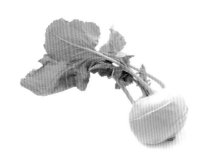

　　大頭菜又稱「結頭菜」、「蕪菁」，是芥菜的變種，為根用芥菜。大頭菜質地緊密、水分少、纖維多，有強烈的芥辣味並稍帶苦味。大頭菜鮮脆可口，除用來煮湯外，常作涼拌醃製之用。

　　大頭菜含豐富的維生素C、鉀及磷，多吃可防牙齦出血，加強免疫力。粗纖維可刺激腸道蠕動、改善便秘，還可促進消化、改善胃脹。醉酒後食用，可收到解酒、醒酒的效果。大頭菜有清熱解毒、抗菌消腫的作用，能抗感染和預防疾病的發生，抑制細菌毒素的毒性及促進傷口癒合。

　　大頭菜屬十字花科蔬菜，這類植物所含的異硫氰酸鹽是強力抗癌物質。芥菜類蔬菜含有一種硫代葡萄糖苷的成分，經水解後能產生揮發性的芥子油，能增進食慾，幫助消化。

　　中醫認為，大頭菜性平，味甘、辛、苦，可涼血、開胃消食、下氣通腸胃，大頭菜能利尿除濕，促進身體水、電解質平衡。適合食慾不振、消化不良、黃疸、寒積腹痛、乳癰（乳房部的急性化膿性疾病）及皮膚瘡癤癍腫之人食用。

選購與食用

🛒 選購大頭菜時，要挑選莖梗未脫落，表皮新鮮翠綠沒有變黃、根部平滑、莖球堅實者為佳。

大頭菜不耐暑熱，買回後如不立刻食用，或尚未吃完，可放入塑膠袋，置冰箱冷藏。

❗ 大頭菜纖維甚粗，多吃易引起脹氣，故不宜多食。

體質偏寒、體虛怕冷或易拉肚子的人，不宜多食。

醃製過的大頭菜，胃腸潰瘍、支氣管炎、哮喘、高血壓、腦血管疾病及尿毒症等患者不宜食用。

病後體虛者不宜吃大頭菜。

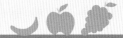

12-4月 牛蒡 排毒的食材

產地：臺南、屏東

牛蒡別名「牛母」，具有耐冷藏的特性，因此全年都買得到。牛蒡原產於西伯利亞、北歐與中國東北，多年來備受日本人的重視，近年來也受到國人的喜愛，牛蒡具有特殊的口感，煮湯或涼拌皆宜。牛蒡除了根作蔬菜外，它的果實叫做「牛蒡子」，是感冒咽喉腫痛常用的中藥材。

牛蒡外表像樹根，實際上質地細緻，含有豐富的纖維質和鐵質，還含有鈣、磷等礦物質及酵素，可預防感冒、神經痛和低血壓。纖維質對於刺激腸壁、促進消化、幫助排泄，有很大的功效，近年來常被作為排除體內毒素的主要材料。

牛蒡含有菊醣，這是可消化的碳水化合物，很適合作為糖尿病患者熱量的來源；此外，牛蒡還能使腎臟恢復正常的作用，自古以來就被視為利尿的食物。牛蒡中的海藻素，可促進性荷爾蒙分泌，經常食用可收強精之效。

中醫認為，牛蒡性味甘寒、無毒，能主面目煩悶、四肢不健，通十二經脈，洗五臟惡氣，作菜食之，令人身輕，所以牛蒡可以減肥、抗衰老。

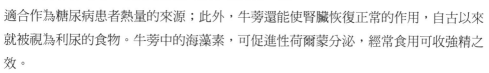

選購與食用

🛒 選購幼嫩、整枝堅硬有彈性、粗細均勻、無分歧、無蟲蛀鼠咬的為佳。
保存時可用報紙包起來，再放入塑膠袋中，冷藏保存。

🍴 牛蒡去皮後，浸泡在水中，可減緩氧化，保持潔白的外表。
牛蒡的表皮含有豐富的營養素，略帶甜味，可不削皮，用菜瓜布輕輕刷洗掉表面的泥土，即可入鍋。
牛蒡應該熟食，不可生食，以免引起反胃嘔吐的情形。

⚠ 脾胃虛寒者不宜吃過量。
牛蒡會促進荷爾蒙分泌，有婦科腫瘤者不宜食用。

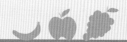

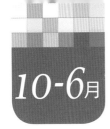

古老的蔬菜芹菜 有效減肥 防便秘

產地：雲林、高雄、屏東

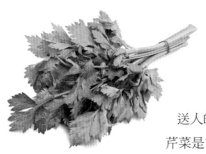

芹菜因具有特殊的芳香，所以被稱為「香芹」，春秋戰國時代，即有食用芹菜的記載，古人對它的評價甚高。在古希臘羅馬時代，也把芹菜當作藥物和香料，而古埃及人甚至把芹菜當作送人的禮物。

芹菜是古老的蔬菜之一，無論是中國芹或西洋芹（美國芹菜），除了有低熱量、高纖維的特性外，營養價值都很高，含豐富的鈣、磷、鉀及鐵等礦物質，及胡蘿蔔素、維生素B_1、B_2、C、A、P與醣類，常吃對高血壓及肥胖有頗佳的防治效果。芹菜中的膳食纖維，能夠促進腸蠕動、防止便秘，能預防大腸癌。而其中所富含的芹菜素是芹菜中的一種特殊成分，有降壓和影響中樞神經的作用。

中醫認為，芹菜性味甘涼，具有平肝解表、清熱利水、涼血止血、健胃、調經、降血壓、降血脂的功效，可用於治療高血壓病、眩暈頭痛、便秘、月經不調、血管硬化、小便熱澀不利及赤白帶等症狀。特別是對於女性朋友，常食用芹菜，可促進賀爾蒙分泌，改善經前腹痛、生理不調和更年期障礙的困擾。

飲食佳餚

芹菜蜂蜜汁
食材：取蜂蜜50克、芹菜150克
作法：榨取芹菜汁液，加入蜂蜜攪勻，製作蜂蜜芹菜汁，早晚空腹分兩次溫開水送服。
附註：此方蜂蜜汁有通便、減肥作用，對心血管及神經系統也有補養的功效，還可適用於便秘、病毒性肝炎等疾病的治療。

選購與食用

選購鮮脆亮麗、葉梗硬挺、莖較粗大、內側凹溝狹小、無蟲蛀的為佳。
以保鮮膜包覆或放入塑膠袋中，置冰箱冷藏約可保存5天。

食用芹菜時常丟棄葉片，事實上，葉片所含的胡蘿蔔素和維生素C均高於莖，可以氽燙後涼拌，或者用來熬煮高湯，或剁碎後灑在湯裡、菜餚中，當辛香佐料使用。
如果以芹菜末調味，芹菜末要最後放，才不會煮久了變黃，維生素C也流失了。

脾胃虛弱、中氣不足的人慎食。

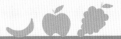

四季豆 補血造血 美膚源泉

產地：臺中、高雄、屏東

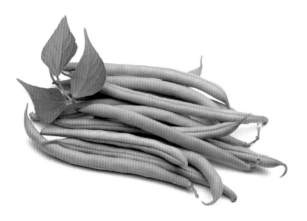

四季豆又叫做「菜豆」、「敏豆」，原產於中美與南美，據考古學家證明，西元前七千多年墨西哥和祕魯已有栽培。16世紀初傳入歐洲後由西班牙、葡萄牙人再傳到中國來。四季豆烹煮後有股淡淡的清香，頗受歡迎，易與其他的食材一起搭配煮食。

四季豆含維生素A、B、C、鈣、鐵與胡蘿蔔素。四季豆含有豐富的鐵質，以及豐富的膳食纖維，是很好的補血與促進排便的食物。除此之外，四季豆也含豐富的蛋白質，有美膚、促進生長、提高注意力的作用。四季豆的種子中，含有對人體紅血球有很強活性的物質植物血細胞凝集素，能刺激骨髓造血功能，並保護或提升白血球，故能防治腫瘤患者因化療、放射線療法所引起的骨髓抑制作用。多吃四季豆可滋五臟、補血、補肝、明目，並能幫助腸胃吸收，防治腳氣，亦可令肌膚保持光澤美麗。中醫認為，四季豆性味甘平、無毒，具有補血、明目、幫助消化、助瀉去水腫之功效，其功能可健脾和胃及抗癌。

選購與食用

選購時以豆莢外皮光滑平順、顏色翠綠、飽滿、大小粗細均勻，如果豆仁顆粒太凸出的表示質地較老。

用紙包好，放入冰箱冷藏可保存3個星期，如果汆燙後用冷水放冷後，可冷凍收藏，需要料理時可直接烹煮。

一般來說，烹調蔬菜要帶點生，不要太熟，生食或半生食可以多保持食物中的維生素，但對豆類而言，也把其中的毒物質保持下來了。所以四季豆一定要燒熟煮透，千萬不能貪圖生嫩。

四季豆含大量的鐵質，炒煮時湯色常呈黑褐色，這是鐵質氧化現象，不要倒棄。蔬菜類中草酸較高的還有菠菜、青椒、茄子等。

汆燙四季豆時，加入少許的鹽巴可降低沸點，增加四季豆的鮮綠色。

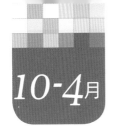

10-4月 芥菜 防癌長年菜

產地：雲林

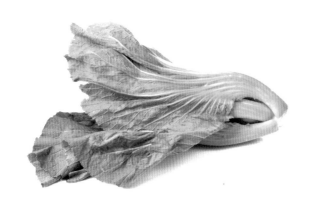

芥菜又名「長年菜」，是春節期間的吉祥菜。其久煮不黃的特性，使其在年節期間除象徵吉祥外，還可吸收過剩的油水，幾乎成為過年必備的食物之一。

芥菜可以食用的部位有三：（一）葉用芥菜用以做長年菜。（二）包心芥菜可加工為酸菜。（三）莖用芥菜即「菜心」，是樣貌豐富的蔬菜。大芥菜適合久煮，小芥菜則可炒食，芥菜最適合搭配多油的肉類烹煮，尤其和排骨或雞肉一起燉煮，湯味非常鮮美。

芥菜含有豐富的維生素A、B群、菸鹼酸與鈣，具有治療頭痛、感冒的效果；芥菜中的胡蘿蔔素可以抑制多種致癌素，所以目前被視為防癌蔬菜。

芥菜味辛性溫，具有開胃、促進食慾、祛痰、解燥的功效，可以改善咳嗽痰多、胸膈悶脹症狀。芥菜類蔬菜，有一種叫作硫代葡萄糖甙的物質，經水解後能產生揮發性芥子油，具有促進消化吸收的作用。

選購與食用

🛒 選購葉片呈深綠色，有光澤、葉株不垂軟、無顯著蟲蛀、無爛葉，中肋呈肥厚幼嫩的芥菜才表示新鮮。

芥菜耐貯藏，用紙包好在放入保鮮膜或塑膠袋中，置冰箱冷藏，可放上10天。

❗ 寒咳、虛寒易見暈、婦女有經痛、兼有帶下者忌食。

醃製過後的芥菜，要注意是否有致癌的亞硝酸鹽。

醃製後含有大量的鹽分，所以高血壓、血管硬化患者不宜多食。

患支氣管哮喘或屬過敏體質的人不宜食用。

12-3月 花豆 調理胃腸的豆類

產地：雲林、屏東

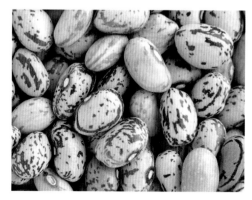

花豆別名「花仔豆」、「紅花豆」，原產於中南美洲，日據時代引進臺灣，花豆質地粉粉甜甜的，常作為糕餅的餡料與夏天剉冰的配料。

花豆富含膳食纖維，所以吃花豆可以預防並改善便祕、減少罹患大腸癌的機率，而維生素A、B₁能幫助體力恢復、強化心臟及神經系統；就如其他的豆類一樣，花豆也能降低血膽固醇，有助於預防心血管疾病的發生，而花豆所含的鈣，對孕婦而言，能改善腿部痙攣的症狀。

中醫認為，花豆性味甘平，有祛濕、祛水腫、腳氣的功效，所以可以調理胃腸消化功能，強化心臟系統，可用於治療水腫、腳氣病、便祕、大腸癌、心血管疾病、腿部痙攣等疾病。

飲食佳餚

花豆排骨湯

食材：花豆 1/2斤、小排骨 1/2斤

作法：鮮花豆、小排骨各半比例，小排骨放入開水中汆燙後，與花豆一起放入電鍋中，蒸熟後即可取出食用，可有效消除上班、上課的疲勞。

選購與食用

選購花豆時以表皮帶有光澤、豆身大且飽滿、結實堅硬，色澤優良、並有白色或紅斑點者為佳。

將花豆放入密封罐中，置放於乾燥陰涼、通風處，避免陽光照射，亦可擺放於冰箱冷藏，並儘早食用完畢。

乾花豆以水洗淨後，應用水浸泡一夜，浸軟、瀝乾後即可用來烹調成各式料理；如果是新鮮花豆，則可直接烹調。煮飯時加點花豆，可以增加米飯的風味。

豆仁含豐富蛋白質、澱粉質及醣類，屬高熱量食物，不適於有意減重者。

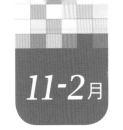

11-2月 金橘 開胃醒酒 強化血管

產地：嘉義、宜蘭

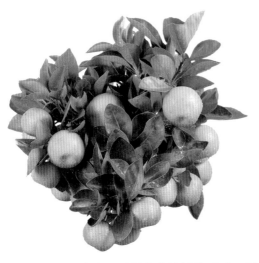

　　金橘原產於中國，別名「金桔」、「壽星橘」、「金棗」，金橘皮色金黃、皮薄肉嫩、汁多香甜，它皮肉難分，洗淨後可連皮帶肉一起吃下，除了生吃外，還大量做成金棗餅等蜜餞。

　　金橘含維生素B、C、鈣、磷、鐵、蛋白質、醣類等。金橘對防止血管破裂，減少毛細血管脆性和通透性，對於減緩血管硬化有良好的作用，並對血壓能產生雙向調節，有益於高血壓、血管硬化及冠心病患者。金橘的香氣來自其特殊的揮發油、金橘甙等成分，這種令人愉悅的香味，具有行氣解鬱、生津消食、化痰利咽、開胃止渴、醒酒的作用。

　　中醫認為，金橘味甘、酸、辛，性微溫。功用為化痰止咳、理氣解鬱。主治肺氣不宣、咳嗽咯痰、肝胃氣滯、胸脅脹痛、飲食減少等症。

　　金橘嚼食，用於咳嗽咯痰，百日咳；肺寒咳嗽，可用本品拍破，同生薑用沸水浸泡飲服；肺熱咳嗽，則用本品同蘿蔔打汁服。單用鮮金橘生食或蜜漬，或與山楂、麥芽煎水服，用於食積氣滯、脘腹痞悶、飲食減少亦有助益。

　　天氣漸漸寒冷，老年人常吃金橘的話，不但可以興奮精神，增進食慾，提高抗寒能力，對各種老年性疾病也有莫大的助益。

選購與食用	
🛒	選購金橘以皮呈金黃色、皮薄無瑕、子少、果皮脆甜、肉嫩、汁多、味濃、果型橢圓飽滿者為佳。
❗	糖尿病患者要少吃。脾弱氣虛之人不宜多吃。 舌尖破裂、牙齦腫痛者不要吃。

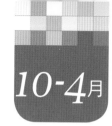

10-4月 青江菜 肌膚保養的蔬菜

產地：雲林

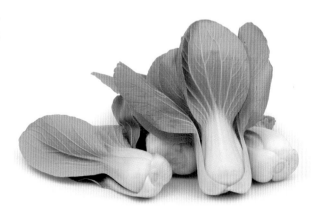

青江菜原產於中國大陸長江流域，大陸稱為「青菜」、「菘菜」，青江菜葉梗寬扁，葉橢圓形，整片葉如湯匙，因此又叫做「湯匙菜」。青江菜四季皆產，常被拿來襯托主菜的美味，炒、煮、或汆燙都適合。

青江菜含有豐富的維生素C、鈣質及葉酸，對高血壓、動脈硬化、便秘有預防的效果，也能維持牙齒、骨骼的強壯，使血管和肌肉的功能正常，還具有抗癌的功效，可預防結腸癌等疾病；它富含的維生素A，在眼睛的保養上，有極佳的幫助。此外，青江菜還具有美容效用，能使肌膚光滑有彈性，能促進細胞的再生；因此可以使肌膚保持光滑及彈性、減少皺紋產生的效果，對於肌膚有很大的保養功用。

青江菜為十字花科植物，這類蔬菜（如高麗菜、白菜、花椰菜、青花菜）均含有含硫的吲哚類成分，能將身體中的動情激素由癌症誘發型轉變成抗乳癌型，因此具有抑制乳房癌細胞產生的作用，女性朋友不妨多吃。

中醫認為，青江菜性味甘平，具有通利腸胃、除胸中煩、解酒、消食下氣、治瘴氣、止熱氣嗽等功效，適合慢性習慣性便秘、傷風感冒及肺熱咳嗽者食用。

選購與食用

🛒 選購葉片完整（肥厚多肉、基部大、腰部細、呈花瓶形）、新鮮嫩脆、不枯萎的青江菜為佳。

🔔 脾胃虛弱、拉肚子的人不宜多食青江菜。
女性常有經痛症狀者慎食青江菜。

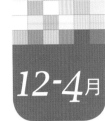

12-4月 青椒 美容聖品

產地：南投

青椒俗稱「菜椒」，又名「柿子椒」，是春夏天常見的蔬菜；青椒色澤碧綠、口感脆嫩、味道清香，但是因含有椒油等特殊氣味，有的人不敢吃，無論火炒、拌沙拉，都是一道爽口的蔬菜。

青椒是辣椒的改良品種，含豐富的維生素C、A原及B，還含有多量鈣、磷、鐵和膳食纖維等。青椒能增強體力、增進食慾，還可防治壞血病，適宜胃口不開、食慾不振者食用。也適合貧血、牙齦出血、血管脆弱及大便乾結者食用。

夏天可多食用青椒，它可促進脂肪的新陳代謝，避免膽固醇附著於血管壁中，能預防動脈硬化、高血壓、糖尿病等症狀。

青椒含有促進毛髮、指甲生長的矽元素，常吃能強化指甲及滋養髮根。此外，青椒約有效成分可促進黑色素的新陳代謝，對黑斑、雀斑都具療效。而青椒所含的胡蘿蔔素與維生素A原，有增進皮膚抵抗力的功效，可以防止產生面皰和斑疹，整體來說，青椒可以說是美容的蔬菜。

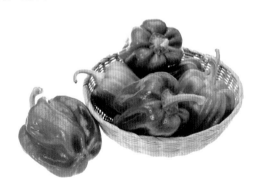

選購與食用

- 選購時以色澤鮮艷、表皮光亮、果實飽滿的青椒為佳。
- 清洗青椒時，先去蒂再洗，而不要剖為兩半再洗。
  用炒的方式可增進維生素A，但炒的時間不宜太長，適合大火快炒或油炸。
- 青椒不宜久食多食。陰虛火旺體質的人，不宜食用辣味太重的青椒或生吃。
  痔瘡和癤腫（一種傳染性皮膚炎）的人宜少食。

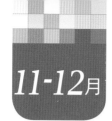

11-12月 柳丁 解酒解膩助消化

產地：雲林、嘉義、臺南

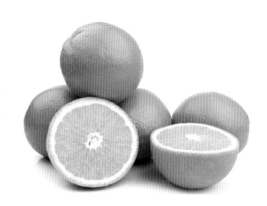

柳丁又稱為「橙」、「柳橙」，是一種不易剝皮的柑橘類水果，原產於印度，同類的水果還有橘子、椪柑、檸檬、葡萄柚及柚子等。柑橘類水果成熟時，正常情形下，果皮外層的葉綠素會逐漸分解，而顯現出美麗的橙黃色。

柑橘的共同特點是含有豐富的糖類和多種維生素，特別是維生素C的含量較高。此外，還含有多種對人體健康有益的物質，如橘皮苷、檸檬酸、蘋果酸、枸橼酸及胡蘿蔔素等。

柳丁所含的果膠能加速食物通過消化道，使脂質、膽固醇從糞便排泄出去，並減少外源性膽固醇的吸收。維生素P、C均能增強毛細血管的彈性及身體的抵抗力。

中醫認為，柳丁性微涼味甘，具有生津止渴、疏肝理氣、通乳、消食開胃的功效，主治口渴欲飲、消化不良、食滯胃脹、噁心嘔逆。飯後吃柳丁還可解肉類的油膩感，飲酒後吃則有解酒的效果。

以新鮮的柳丁皮泡澡，可緩解現代人的心理壓力，尤其有利於女性克服緊張的情緒。

選購與食用

選購果實中大、果皮薄而光滑、呈青黃（早期）或橙黃色（中晚期）、果肉飽滿富有彈性、重量重的，這些特徵表示新鮮、多汁。

一般而言，表皮較光滑的，果皮比較薄；尾端有圓圈斑紋而且圈圈愈大的愈甜。

柳丁很耐放，可放在涼爽的地方或是冰箱中。

柳丁性涼，風寒感冒或久病脾胃虛寒者，均不宜多食。

寒性較橘子為弱，但仍不宜過量。

糖尿病人不宜吃。

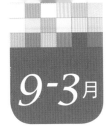

9-3月 洋菇 低熱量高蛋白 多醣體防癌抗癌

產地：臺中、彰化、臺南

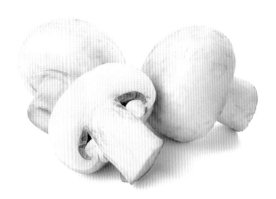

洋菇別名「蘑菇」、「肉蕈」，食用洋菇的歷史由來已久，最早可能遠至古羅馬時代，洋菇也是最普遍栽培的菇類，早在法國路易十四時代就已開始發展栽培的技術了。1970年代，臺灣曾躍居世界外銷洋菇罐頭數量第一的國家。

蕈菇類均含有豐富的纖維素、胺基酸、維生素，低脂肪、低熱量是其特性，所含的多醣體，可大幅提升免疫機能，抑制癌症的發生，所含的蛋白質不亞於肉類食品，而熱量又低於肉類。

洋菇蛋白質含量相當高，且熱量最低。洋菇有消除膽固醇、降血壓的功效。對於食慾不振，經常應酬或高血壓的人，不妨多吃。洋菇烹調後會散發一種香濃的味道，可以提振食慾，適於脾胃虛弱、飲食不香、胃脹不適的人。

洋菇含有胰蛋白酶（Trypsin）成分，與胰分泌液十分相似，並含有酪氨酸酶（Tyrosinase），可能對高血壓病患有幫助。據報導，蘑菇中提取的多醣類，對白血球減少症、傳染性肝炎有明顯療效。

中醫認為，洋菇性味甘涼，功效為營養和胃、安神益智、止嘔、理氣化痰、透發痘疹，可用於脾虛痰多、麻疹透發不快、傳染性肝炎、咳嗽氣逆等症，並具有抗癌、防癌、降低血糖、抗菌、抗病毒的作用。

選購與食用

🛒 選購菇傘緊密、無水傷或肉質肥厚細嫩的洋菇。
菇面有時呈微褐是正常現象，過於白色可能經漂白劑或螢光劑處理。
洋菇須冷藏或裝入密封袋，放入冷凍庫保存，才能長期保鮮。菇類最容易腐爛，如果變得很黑，就是壞了。

❗ 蕈菇類屬「發物」，紅斑性狼瘡、頑固性皮膚病患者要謹慎食用。
蕈菇類普林含量高，患有痛風的朋友，不宜大量食用。

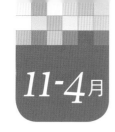

11-4月 皇帝豆 調整胃腸消化

產地：臺南、高雄

　　皇帝豆又稱「萊豆」，原產於中南美洲，臺灣是在日據時期引進栽種的。皇帝豆是少數不吃豆莢的豆類蔬菜，冬季及春季為盛產期。皇帝豆因豆粒極大，風味佳，堪稱為豆類之冠，因此稱為皇帝豆，是除夕夜不可少的一道菜，取意祝福子孫也像它的名字一樣當官發財、步步高昇。

　　皇帝豆的蛋白質及脂肪含量高居豆類之冠，可供給大量的熱量；又含有多種礦物質，其中鐵的含量相當高，具有造血、補血等功能，而鋅的含量也很豐富，有健腦的功效，對兒童的腦部發育很有助益。在食療上能除濕、消水腫和調整胃腸消化。

　　類黃酮是一種水溶性的天然成分，這類成分是植物用來對抗昆蟲的化學武器，對人體而言，類黃酮是相當好的天然抗氧化劑，其抗氧化能力是維生素E的50倍，維生素C的20倍。它對於癌症細胞具有抑制效果，而且能夠清除自由基，防止心血管疾病、老年癡呆、皮膚老化。類黃酮廣泛存在於豆類中，皇帝豆亦不惶多讓。

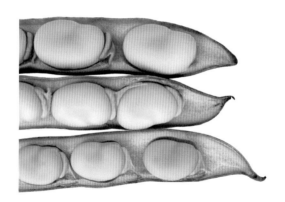

選購與食用

🛒 選購外型完整、大小均勻、外表無萎縮現象的皇帝豆。

　　皇帝豆不易保鮮，最好先以鹽水燙煮、泡涼、瀝乾水分，再裝袋冷藏，約可保存10天左右。

❗ 皇帝豆雖然有利腸整胃作用，但食後易飽脹悶痛的人，不宜多吃。

　　痛風病人要少吃。

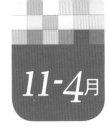

11-4月 蘿蔔 秋冬保健賽人蔘

產地：雲林

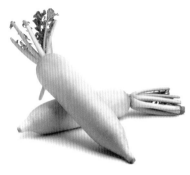

蘿蔔古代稱為「萊菔」，從周朝開始就已經開始大面積種植蘿蔔了，幾千年來，蘿蔔一直是人們的主要食用蔬菜之一。蘿蔔是屬於十字花科作物，不僅可以煮湯、生食、涼拌，還可以曬成蘿蔔乾，相信菜脯蛋是很多人的共同記憶。蘿蔔又叫做「菜頭」，因與「彩頭」諧音，而被當做祝福別人的物品，期望帶來好運。

蘿蔔中含有大量葡萄糖、果糖、蔗糖及多種維生素和礦物質。尤其是維生素C的含量十分充足，含鈣量也較高，且不含草酸。

特別是蘿蔔含有的醣化酵素和芥子油成分，對人體消化功能大有稗益，中醫用蘿蔔治療食積、胸悶和消化不良，或預防便秘、感冒。生蘿蔔性涼，味甘辛；煮熟後性溫味甘，蘿蔔入肺胃經，具有寬中下氣、潤肺止渴、止血、解毒、解酒、止咳、止瀉的功效，含水分高，營養豐富，無論生吃還是熟食，都有很好的保健功效，素有秋季蘿蔔賽人蔘之說，雅稱為「小人蔘」，初秋吃蘿蔔能祛除盛夏的火氣。北方民間有「冬食蘿蔔夏吃薑，不勞醫生開藥方」的諺語，高血壓、高血脂、動脈硬化、便秘、咳嗽多痰、頭皮屑過多、頭皮發癢的人都很適合食用。

選購與食用

- 🛒 挑選皮細嫩光滑，用手指背彈碰，聲音沉重而結實，個體大小均勻，無病變、無損傷、無輕飄的空心感為佳。

  水洗過的蘿蔔不耐放，最好盡早食用。保存時可用紙包裹，再放入冰箱冷藏，比較不會失去水分。

- 🍲 蘿蔔開始變軟時，用冰水稍微浸泡一下，可以保持結實。

  蘿蔔內含甲硫醇及黑芥子素，具有辛辣及澀味，烹調前以沸水汆燙，不但可以除去這些味道，還可以突顯出蘿蔔本身的甜味和鮮味。

- ⚠ 空腹時不宜生吃，以免引起胃絞痛。

  體質虛弱、脾胃虛寒、虛喘的人不宜多吃。

  胃潰瘍、十二指腸潰瘍、慢性胃炎、先兆流產者忌食。

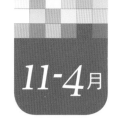

11-4月 紅蘿蔔 營養價值高 人稱小人蔘

產地：彰化、雲林、臺南

　　紅蘿蔔又名「胡蘿蔔」，因為氣味、形狀微似（白）蘿蔔而得名。其實紅蘿蔔與蘿蔔並非同科蔬菜，它們在分類上的關係很疏遠。紅蘿蔔原產於西域，色澤鮮艷，能為食物帶來好的視覺效果。

　　紅蘿蔔含有豐富的胡蘿蔔素，食用後在腸道中經過酶的作用，可轉化成維生素A，是極佳的抗氧化蔬菜。維生素A是身體防禦疾病的第一道防線，可幫助皮膚表層細胞的新陳代謝，對乾眼症、夜盲症也有防治的效果，因此常吃胡蘿蔔，可收保健美容之效。

　　紅蘿蔔還含有一種特殊成分，對於降低血糖頗具療效。此外，胡蘿蔔還含有多量的鉀、鈣、鎂、鐵等礦物質，是高營養價值的蔬菜，難怪在日本有「小人蔘」的美譽。

　　中醫認為，紅蘿蔔性味甘平，有健脾潤腸、降血壓、降血糖、補血的功效。可潤澤皮膚，治療皮膚乾燥、牛皮癬，使頭髮潤澤變黑，防治頭屑過多、頭皮發癢；可增強人體抵抗力，預防上呼吸道感染和感冒；有防癌功用。

　　夜盲症、皮膚乾燥、糖尿病、頭皮屑過多、頭皮發癢、貧血、便秘、痔瘡、高血壓、急性腎炎、食慾不振及感冒患者皆適合食用。

選購與食用

- 選購表皮清潔無斑痕、顏色均勻、質地要堅實，靠葉一端要根莖較肥大，尾部一端較小的條形，如有軟化的現象不宜購買。
  紅蘿蔔要久放的話，可用紙包裹在放入冰箱冷藏。
- 紅蘿蔔榨汁生飲，也可完整吸收胡蘿蔔素。
  生吃很難吸收到胡蘿蔔素，加一點食用油煮軟，可大幅提高胡蘿蔔素的吸收。
  紅蘿蔔不宜和醋同烹煮。
- 吃太多紅蘿蔔會使皮膚（尤其是手腳）變黃，並有噁心、食慾差的情形，停食後會自行消退。

12-4月

香菜 促進食慾 皮膚病不宜
產地：彰化

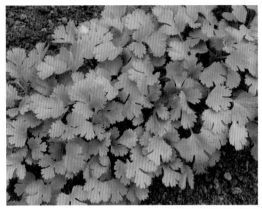

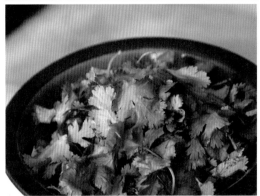

　　香菜相傳是漢朝張騫出使西域時引入的，又稱「芫荽」，又名「胡荽」，它的嫩莖和鮮葉具有特殊的香味，常被用作菜餚的點綴、提味之品，是餐桌上常見的蔬菜。

　　香菜中含有許多揮發油，其特殊的香氣就是揮發油散發出來的，它能去除肉類的腥羶味，所以在菜裡加些香菜，有去腥羶、增味道的功效。

　　中醫認為，香菜性味辛溫香竄，肉通心脾、外達四肢，能避一切不正之氣。具有芳香健胃、祛風解毒、醒胃爽口的功效，能解表治感冒，具有利大腸、利尿等功能，能促進血液循環。老少都可食用，適合患感冒及食慾不振者。

選購與食用

🛒 選購鮮翠亮麗，無爛葉，無斷枝，不垂軟的。帶根的香菜用塑膠袋包好後冷藏，可以放3星期之久；若泡過水或切掉根的，最好儘快食用。

腐爛、發黃的香菜不要食用，因為這樣的香菜既無香氣，也可能產生毒素。

🍲 進補時，不宜食用香菜，以免降低補藥的療效。

⚠ 古代醫家認為，香菜為「發物」、「食之發宿病」，因此紅斑性狼瘡、氣喘、癌症、頑固性皮膚病患者不宜食用。

患口臭、狐臭、嚴重齲齒和生瘡者不宜吃香菜。

體弱、胃潰瘍患者不宜多食。

慢性皮膚病及眼疾患者忌食。

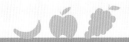

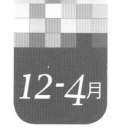

12-4月 草莓 酸甜多汁 養生好滋味

產地：新竹、苗栗、南投

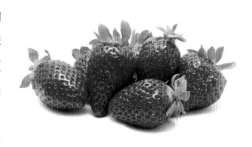

　　草莓在20世紀初才傳入我國，但隨即得到人們的喜愛，近年來各種草莓食品屢屢成為市場最愛。草莓外觀似心形，色紅鮮嫩，酸甜多汁，芳香宜人，素有「水果皇后」之美譽。

　　草莓富含有機酸、胡蘿蔔素、維生素B群及鈣、鐵等，對人體骨骼、皮膚、神經系統的生長發育，具有促進作用，尤其對老人、兒童有益；研究發現，草莓中的成分，可抑制腫瘤的生長；而草莓所含維生素C更是蘋果、葡萄的10倍以上，對於動脈硬化、冠心病、高血壓等，有防治效果；草莓中含有的果膠及纖維素，可促進胃腸蠕動，改善便秘，預防痔瘡。

　　中醫認為，草莓性味甘涼，有潤肺生津、健脾和胃、利尿消腫、解熱祛暑之功效，適用於肺熱咳嗽、食慾不振、暑熱煩渴等症。草莓屬酸性食物，有收斂固澀、生津益陰的作用，臉頰乾燥、脫屑多皺紋的人宜多食。

選購與食用

🛒 選購時要注意果實是否堅實、鮮紅，並緊連果梗，要避免掉色或種子叢生的果實。

採來現吃的草莓以果肩已呈紅色之全熟果為佳。採摘方法為以食指、拇指捏掐草莓梗，輕輕摘斷果梗，採下果實，千萬不要抓著果實拔，這樣才能讓草莓完整無傷。

採草莓可體會採的樂趣，但草莓為嬌嫩水果，易受天氣因素影響，如連日豪雨、低溫寒害等造成草莓腐爛、凍傷。

🍴 草莓含糖量高，極易污染黴敗，食用時應仔細檢查。

草莓果實表面有細刺、凹凸不平，實際的表面積很大，相對地農藥殘留的機率較大，應仔細清洗，或選擇溫室、有機栽培的草莓。

草莓如經多次水洗或泡水，容易褪色，清洗時加幾滴檸檬汁可保持鮮紅。

❗ 草莓含有草酸鹽，患有腎臟和膽囊疾病還未治癒的人不適合食用，至於身體健康的人因新陳代謝好並不會有大礙。另外草酸鹽也會影響鈣質的吸收，因此草莓不要與高鈣食物一起食用，最好隔開2～3小時。

草莓是常見的過敏食物之一，有過敏體質的人最好小心，食物過敏的症狀包括胃腸障礙、氣喘、濕疹、皮膚出疹子、疲倦、頭痛、失眠等。

草莓性寒，雖有健胃、補虛之功效，但腸胃虛寒、大便滑泄者不宜食用。

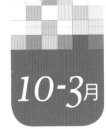

10-3月 茴香菜 氣味特殊的健胃蔬菜

產地：臺北、彰化、雲林、屏東

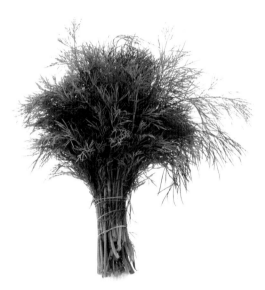

茴香菜又叫「茴香」、「蘹香」，它因能消除肉中臭氣，使之重新添香，所以稱為「茴（回）香」。茴香菜原產於地中海一帶，傳統市場偶爾可見，茴香菜不僅具有特殊的香味，外形也異於一般的蔬菜。

茴香菜的果實稱為「小茴香」，是一種常用的調味料，有化食除膩的作用，是燒魚燉肉、製作滷製食品的必需品，除此之外，也具有藥用價值，是一種常用的中藥材。

茴香菜的香味成分主要是茴香油，它能刺激腸胃道的神經血管，促進消化液分泌，增加胃腸蠕動，排除積存的氣體，所以有健胃、行氣的功效；有時胃腸蠕動在興奮後又會降低，因而有助於緩解痙攣、減輕疼痛。茴香油還能促進骨髓細胞成熟，有明顯的升高白血球的作用。

中醫認為，茴香菜味甘辛、性溫，有溫腎散寒、行氣止痛、健胃寬胸、解毒消痢的功效，可用於痛經、胃痛嘔吐、口角炎及齒齦腫痛。

選購與食用

- 選購葉片呈深綠色，有光澤、葉株不垂軟、無變黃變乾、氣味夠的茴香菜。
- 受不了茴香菜濃烈氣味的人，可先用開水汆過，除去部分的氣味。
- 發黴的茴香菜不可吃。
  陰虛火旺的人不宜食用。
  多食茴香菜容易導致傷目、長瘡。

10-3月 馬鈴薯 益氣健脾 主副食兼具

產地：臺中、雲林

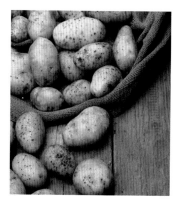

馬鈴薯（洋芋），中國叫做「土豆」，很容易誤認為是花生。馬鈴薯原產於南美洲智利，是印第安人的主要糧食，後來傳入歐洲，在300年前傳到中國，因為適應力強，早已遍及世界各地。在國外，馬鈴薯一般當作主食食用，歐洲稱為「第二麵包」，在臺灣則當做佐餐之用。此外，馬鈴薯還可製成澱粉，作為釀酒原料或工業原料，雖然一整年都買得到，但是10～3月才是馬鈴薯的盛產期。

馬鈴薯含有澱粉、蛋白質、磷、鐵、無機鹽及多種維生素，除了澱粉外，蛋白質的含量也頗高。馬鈴薯的蛋白質屬於完全蛋白質，有利於人體吸收利用，馬鈴薯的脂肪含量極微，是所有主食中含量最低的。最特別的是維生素C是去皮的蘋果的2倍。古人出海遠航時，為避免發生壞血病，還會隨身帶著馬鈴薯。

中醫認為，馬鈴薯性味甘平，具有益氣健脾、消炎解毒、和胃調中的功效，適用於十二指腸潰瘍、慢性胃痛、習慣性便秘和皮膚濕疹等症，患有高血壓、動脈硬化、腎炎、乳癌或直腸癌的人宜常食用。常吃馬鈴薯的人身體健康，可延緩衰老，減少脂肪攝入，養護脾胃，益氣潤腸，還能滋潤皮膚。

選購與食用

- 選購時以表皮細緻無受損、有淺褐色光澤、無新芽、有硬實感的為佳。

- 如果馬鈴薯發芽不嚴重，可將芽眼徹底挖除乾淨，削去發綠的部分，放在冷水中浸泡1個小時，炒時再加點醋，煮熟、燴爛即可去掉毒素。

- 馬鈴薯切片後浸泡鹽水，可避免變色，保持色澤。

- 馬鈴薯切絲後，先用涼水漂洗再烹煮，可提高其爽滑的口感。如果喜歡脆嫩的口感，可以先浸泡加醋的冷水再烹煮。

- 洋芋片及薯條含大量脂肪，不宜吃太多。

- 馬鈴薯中含有龍葵素，這是一種對人體有害的生物鹼，平時含量極微，一旦馬鈴薯發芽，芽眼、芽根和變綠，潰爛的地方龍葵素的含量急劇增高，吃了這種發芽的馬鈴薯，輕者噁心嘔吐、腹痛、腹瀉，重者可出現脫水、血壓下降、呼吸困難、昏迷、抽搐等現象。嚴重者還可因心肺麻痺而死亡。

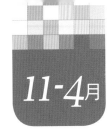

*11-4*月 高麗菜 廚房的天然胃藥

產地：雲林

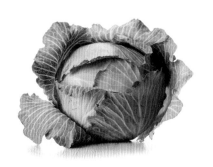

高麗菜別名「甘藍」、「包心菜」，有綠白及紫紅兩種；紫色因纖維較粗，較少入菜，一般做為生菜沙拉及盤飾用。高麗菜盛產期長，涵蓋秋、冬、春三季，可以說幾乎全年都吃得到。

高麗菜屬於十字花科蔬菜，這類蔬菜都含有吲哚類成分、異硫氰化物、類胡蘿蔔素、維生素C等，可誘導肝臟中芸烴羥化酶活性提高54倍，使小腸粘膜此酶活性提高30倍，具有很強的抗癌能力，這類蔬菜除了高麗菜外，常吃的還有青花菜、花椰菜、蘿蔔、大白菜、芥蘭等。

高麗菜質地脆甜，不僅味美可口，營養價值也很高，一般蔬菜中比較缺乏的蛋白質、脂肪和醣類，高麗菜都不缺。高麗菜還富含A、K、U、C等多種維生素。維生素K有助於防止血液凝固，增強骨質；維生素U具有保護黏膜細胞的作用，能修復體內受傷的組織，所以對於胃潰瘍和十二指腸潰瘍，可以有效的預防改善，此外，維生素U也有解毒的功效；在礦物質方面則含大量的鉀、鈣等；高麗菜纖維質多，多吃可維持大便暢通，預防便秘。

中醫認為，高麗菜性味甘平，有健胃益腎、通絡壯骨、填補腦髓等功效，主治胃潰瘍、十二指腸潰瘍、習慣性便秘，為廚房的天然胃藥。

選購與食用

🛒 選購高麗菜以外側葉片較厚、翹起，葉心約3公分的為佳。
高麗菜外側的葉片最老，通常殘留的農藥較多，剝掉丟棄較好。
高麗菜有耐存的優點，放在通風處可維持5天不壞，放冰箱可延長10天以上。

🍴 紫色高麗菜久煮會變成難看的灰紫色，切絲後用微波爐煮可保色。
高麗菜水煮超過一段時間，會釋出難聞的硫化氫氣體，烹煮的時間最好不要超過5～7分鐘。

❗ 甲狀線功能失調者，不宜大量食用高麗菜，腹脹的人也不宜食用。

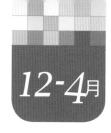

12-4月 茭白筍 熱量低、水分高的減肥蔬菜

產地：臺北、宜蘭

　　茭白筍別名「腳白筍」，古稱「菰」，因其長存水裡的特性，所以也稱它為「水筍」，還有人依它的外型稱做「美人腿」，茭白筍熱量低、水分高，容易有飽足感，是減肥聖品。

　　茭白筍富含維他命A、C、膳食纖維等，適合高血壓、黃疸、嗜酒者，婦女產後缺少乳汁宜食用，可與通草、豬腳一起烹煮。

　　中醫認為，茭白筍味甘性寒，有清熱解毒、利尿、除煩渴等功效，可改善腸胃熱炎、因炎熱而致的煩躁、眼紅、大小便不暢。還可促進新陳代謝、醒神解酒、消除口乾舌燥。

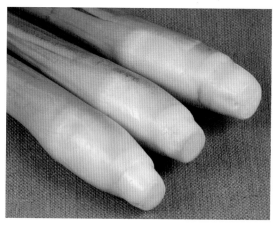

選購與食用

🛒 選購時挑筍殼光滑無皺、中端不突起、拿起來比較重、筍體飽滿的，以幼嫩、肉質多為佳。茭白筍心裡的小黑點，是黑穗病菌的孢子，它對茭白筍的生長有幫助，對人體無害。

茭白筍水分極高，若放置過久，會喪失鮮美滋味，建議及早食用。若需保存，可以用紙張包住，再用保鮮膜包裹，再放入冰箱，可保存較久。

🍴 茭白筍若要涼拌，可先蒸熟而不要用水煮，甜味才不會流失。

❗ 胃寒虛弱、嚴重腹瀉的人、女性經期前後不適合食用。

茭白筍含難溶性草酸鈣，腎臟炎及尿路結石患者不宜吃。

陽痿滑精者不宜多吃。

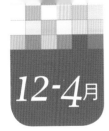

12-4月 荸薺 清熱瀉火 感冒的妙方

產地：彰化

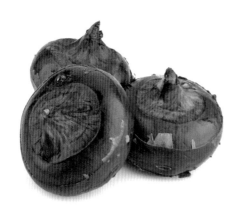

荸薺原產於中國南方和印度，栽培的歷史很悠久，分佈也很廣泛。荸薺因為它的形如馬蹄，俗稱「馬蹄」，又像栗子稱為「地栗」。《爾雅》稱之為「鳧茈」，是因為鳧鳥喜食而得名。

荸薺皮色紫黑、肉質潔白、味甜多汁、清脆可口，自古有「地下雪梨」的美譽，有的地方甚至視之為「江南人蔘」。

荸薺中磷的含量很高，能促進人體生長發育和維持生理功能，對牙齒骨骼的發育有很大好處，同時可促進體內的糖、脂肪、蛋白質三大物質的代謝，調節酸鹼平衡。

中醫認為，荸薺性寒、味甘，荸薺是寒性食物，有清熱瀉火的功效。既可清熱生津，又可補充營養，適宜用於發燒病人的食療食用。它具有涼血解毒、利尿通便、化濕祛痰、消食除脹等功效，可治療熱病傷津、口燥咽乾、肺熱咳嗽、痰濃黃稠等症的人食用。

荸薺適合全身浮腫、小便不力或小便短少、發熱口渴、咽乾喉痛及消化不良等症。

選購與食用

- 選購深窪形、臍凹、頂芽鈍、澱粉含量少、水分多、渣少、肉質甜嫩的荸薺。
  選購剝皮的荸薺應無任何刺激氣味、無變質、無發軟、無腐敗。
  剝皮的荸薺無法久放，要放冰箱冷藏並儘速食用。
- 荸薺不宜生吃，因為荸薺生長在泥中，外皮和內部都有可能附著著較多的細菌和寄生蟲。煮熟的荸薺更甜。
- 荸薺屬於生冷食物，對脾腎虛寒和有血瘀的人來說不太適合。
  婦女經期不宜，糖尿病人忌食。

12-2月 棗子 天然維生素丸 孕婦有益

產地：臺南、高雄、屏東

　　早在三千多年前，就已經種植棗樹了。棗子含有多種維生素，有「天然維生素丸」之稱，如維生素C、B₂、A，36種微量元素（鈣、磷、鐵等）以及葡萄糖、果糖、蔗糖等，還含有大量環磷酸腺苷（cAMP）樣物質，具抗過敏功效。

　　棗子含葉酸，促進胎兒神經系統發育；棗子豐富的營養素對孕婦及胎兒都有益；維生素C可增強母體的抵抗力，促進鐵質的吸收；孕婦常出現躁鬱、心神不安的情緒，棗子安神解鬱可緩解這種情緒；類黃酮素可使血管軟化、降血壓，可以防治妊娠高血壓。

　　中醫認為，棗子性味甘溫，是益氣、養血、安神的保健佳品，對高血壓、心血管疾病、失眠、貧血等病人都很有益。它的功能還有補脾和胃、益氣生津、調和營衛、解藥毒與保肝。可用於食少、便溏、氣血虧損、津液不足、心悸怔忡、黃疸、咳嗽、肝硬化及失眠等。

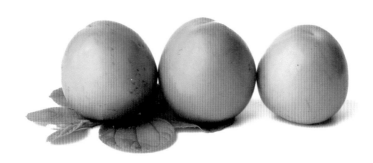

選購與食用

🛒 選購棗子時，以皮薄、肉厚、核小、汁甜脆、甘甜，色澤鮮綠無異味為佳，外皮顏色變淡、變黃表示不新鮮。

⚠️ 棗子助濕生熱，令人中滿，所以濕盛、脘腹脹滿、食積、蟲積、齲齒作痛，以及痰熱、咳嗽均忌服。

消化不良的人，不可吃太多棗子。

糖尿病患者不宜多吃；急性黃疸肝炎溼熱內盛者勿食。

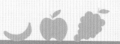

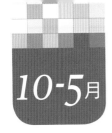

10-5月 番茄 男性的保養品

產地：雲林、嘉義、臺南

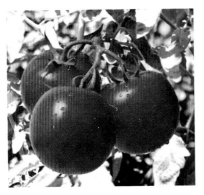

番茄，大陸稱為「西紅柿」，臺灣南部叫「柑仔蜜」。番茄原產於墨西哥和秘魯，明朝時傳入中國，番茄有紅、黃、橙等不同的顏色，果實大小差異也很大，既是家庭常用蔬菜，又可當成水果生吃，因其營養豐富，所以在國外尚有「金色蘋果」之美稱。

番茄含維生素B_1、B_2、C、P和菸鹼酸、膽鹼、胡蘿蔔素、茄紅素、蘋果酸及檸檬酸等。成年人只要吃300公克（2～3個）的番茄，就可滿足一天對維生素和礦物質的需求。

茄紅素是屬於類胡蘿蔔素的一種天然脂溶性色素，也同時存在於西瓜、木瓜、粉紅葡柚及紅番石榴中，茄紅素含量最豐富的食品，莫過於紅番茄加工的番茄醬，具有抗氧化、腫瘤的保養及預防癌變，可用於心血管疾病的高危險群、中年男性的保養、前列腺肥大。大量攝取含有茄紅素的食物，會使皮膚顏色變成橘色，但是這對健康沒有影響。

中醫認為，番茄性微寒，味甘酸，生津止渴、健胃消食，適宜發熱口乾，暑熱煩渴，食慾不振，適宜高血壓、腎病、心臟病、肝炎或眼底出血患者食用，也很適宜癌症患者食用。

選購與食用

🛒 購買番茄以新鮮無軟化、外觀光滑、沒有破損的為佳。

番茄皮薄易壞，可以塑膠袋包好放冷藏，但是最好儘快食用。

🍴 小番茄一般洗淨後直接生食或置冰箱冷藏，冰涼後再食用，味道更佳。

番茄料理烹調時不要煮太久。

⚠ 未成熟的青番茄不要吃，因含大量的生物鹼，吃了會引起頭暈、噁心、嘔吐、疲勞等現象。茄紅素不等於番茄，番茄的營養價值更甚於茄紅素。

腸胃虛寒者不宜多食番茄。

番茄汁、醬中添加鹽分，這對於有心血管疾病問題的老年人並不適合。

11-4月 菠菜養血 蔬中之王

產地：雲林

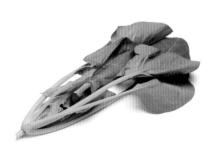

　　菠菜別名「菠薐菜」，性喜冷涼的天氣，是秋天到春天盛產的蔬菜。菠菜含有豐富的營養素，所以，阿拉伯人將它列為「蔬中之王」。

　　菠菜含有蛋白質、碳水化合物、磷、鐵、鈣及胡蘿蔔素等，在維生素方面，含A、B、C等多種維生素，可輔助治療流鼻血、牙齦出血，還可配合治療糖尿病、高血壓、結膜炎、夜盲症等。常食用可使大便通暢、緩解便秘，也具有養血作用，對治療貧血別具效果。此外，還可消除膿皰腫痛、增進食慾。年輕女性常有便秘、貧血、體質虛弱等毛病，常食菠菜可改善這些症狀。

　　中醫認為，生菠菜味甘、性冷滑，具有利五臟、活血脈、通腸胃、開胸膈、調中氣、止煩渴、解酒毒和潤肺的功能。炒熟後其性平和，有通小便、清積熱、促進腸胃和胰脾的分泌、幫助消化吸收的功能。

　　菠菜半斤洗淨切成細段，蘋果1顆去皮及子，放入果汁機並加入500毫升冷開水打碎，濾渣後飲用，可用於貧血。

　　翡翠豆腐羹是中式餐館有名的菜餚，外觀翠綠可愛、質感滑溜，以下介紹「翡翠」的作法，值得一試：菠菜半斤、蛋白5個、太白粉2大匙（上述材料可依比率增減），將菠菜打汁過濾，加入太白粉拌勻，再加入蛋白拌勻，起油鍋，上述菠菜汁倒入微溫的油鍋中，不停攪拌使成水珠狀，取出漂冷水即成翡翠。

選購與食用

　🛒　菠菜以鮮脆亮麗、葉株硬挺、無蟲蛀、無爛葉、不垂軟、葉片新鮮有彈性為佳。
　　菠菜保存時可用紙包好，放入塑膠袋中，冷藏可保存2～3天。

　🍳　菠菜含高量草酸，不宜過量食用，以免影響鈣質的吸收。
　　一般人以為菠菜與豆腐不能一起吃，這其實是錯誤的看法。豆腐中的鈣質能與菠菜中的草酸結合，避免草酸被攝入體內。

　❗　大便稀薄、脾胃虛弱的人忌食。

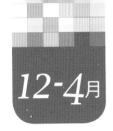

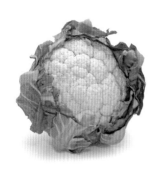

花類蔬菜的種類雖少，但是外型討好，其中以這個季節產量最多的花椰菜為代表。花椰菜也稱花菜，與小白菜、高麗菜同屬十字花科植物，花椰菜其實是甘藍菜的一種變種，食用部分是由無數柔嫩的花蕾和短縮肥壯的花枝組成的緊實的花球，質地細嫩，外形美觀，味道鮮美，含有豐富的胡蘿蔔素、維生素B群、C、蛋白質及硒、鈣等成分，鈣質含量不亞於牛奶，維生素C含量尤其特別的高，是番茄的4倍多，可提升免疫力；維生素B群則可維持神經系統的健康。

花椰菜中含有一種能抑制腫瘤生長的物質，因此，它不僅是一種營養豐富的蔬菜，且是保健蔬菜，美國公眾利益科學中心把青花菜列為十種超優食物之一，古時候的西方人更是推崇它為「天賜的良醫」。

中醫認為，花椰菜味甘性平，具有開音止咳、清熱、利尿的功效，對肥胖、視力衰弱及水腫有功效，並可預防動脈硬化。青花菜的營養價值略高於花椰菜，常食用能美化肌膚，對視力有一定的效用，同時可預防胃潰瘍和十二指腸潰瘍。此外，消化不良、食慾不佳、大便乾硬的人也很適合。

兒童宜常吃花椰菜，可增強抵抗力、促進生長、維持牙齒及骨骼正常、保護視力、提高記憶力。患有上呼吸道感染、咳嗽時，可將花椰菜搗爛絞汁，煮沸後加入適量蜂蜜攪勻，每次服用50～100毫升，每日3次，尤其適合小兒服用。

花椰菜中所含的一種抗氧化物質（異硫氰化物）可以使眼睛避免受到陽光中紫外線的傷害。這種抗氧化劑還可以防止腫瘤成長，殺死導致胃潰瘍及胃癌的細胞。

選購與食用

- 選購花椰菜時，以外表乾淨、球形完整、花蕾密實、小花未開、表面無腐爛、無瑕疵、顏色鮮綠、莖部無空洞的為佳，花椰菜的營養成分易受破壞，所以應保存在乾燥陰涼的地方，最好盡早食用。
- 花椰菜易有農藥殘留，還易生菜蟲，要仔細清洗。

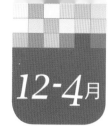

12-4月 蓮藕 上班族養生的好食材

產地：桃園、嘉義、臺南

蓮藕是蓮的地下莖，又叫「七孔菜」，具有滋補、美容養顏的功效，既可生食，又可煮、燉、炒。蓮藕是食、藥兩用的食材，藕節是根莖的節部，用於流鼻血、心煩、失眠、火氣大；藕粉是加工製成的澱粉，用於益血、止血、調血、開胃，治虛損失血、瀉痢少食。

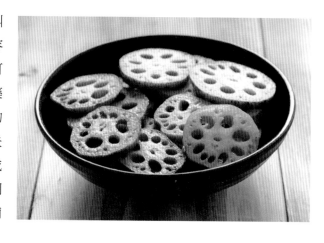

蓮藕含有澱粉，鞣質（單寧酸），豐富的維生素C、鈣、鐵等礦物質，可改善貧血、治療便秘、預防高血壓。鞣質成分有收斂及止血作用；膳食纖維則能刺激腸道。

蓮藕生、熟性質大不同，中醫認為生藕性味甘、寒；熟藕性味甘、溫。生藕消瘀清熱、除煩解渴、止血健胃、涼血。熟藕補心生血、健脾開胃、滋養強壯、益血生肌。

飲食佳饈	營養味美的蓮藕湯
	食材：蓮藕 1斤、里肌肉 1/2斤、紅豆 50公克、薑絲、米酒、鹽、香油、香菜
	作法：蓮藕肉質甘甜脆嫩，簡單的吃法可以燉肉、素炒或葷炒。將里肌肉洗淨、切塊，蓮藕去節、皮，洗淨及切片，加入紅豆、薑絲及適量的水，大火燒開後改用文火煮1小時，再加入適量米酒、鹽、香油、香菜即可。

選購與食用	
	選購藕體肥大、有重量感、質地堅硬、節間距離適中、藕孔較小者為佳。如要保存較長時間，要選購未經清洗的帶泥蓮藕，放在冰箱內。
	蓮藕烹調時易變黑，可在煮前，以加了幾滴醋的沸水漂燙一會兒，即可避免。
	糖尿病、脾胃虛寒、婦女痛經不要吃蓮藕。

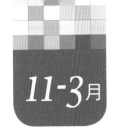

11-3月 豌豆 補血益氣 有益兒童健康

產地：彰化

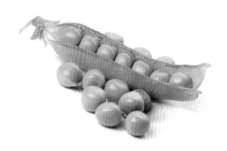

豌豆是豆類作物中，最具童話色彩的，臺灣早年由荷蘭引進，所以有「荷蘭豆」的稱呼。豌豆莢幼嫩時可以連豆莢一同炒食，其味清脆爽口，莢內含有醣類，脂肪也多，老熟後豆莢無法再吃，只吃其豆，稱為豌豆仁或青豆仁，是炒菜中的上等配料，西式菜餚中也把它當作主要配菜。豌豆的幼苗，俗稱豆苗，古書上稱「豌豆藤」，是筵席上常見的配菜，含有鈣質極多，維生素B、C和胡蘿蔔素也很豐富，營養價值，並不比豆類低。豌豆所含蛋白質，幾乎像蛋類一樣多。豌豆還有維生素A、B_1、B_2、C、鐵、鈣、鋅等。中醫認為，豌豆性味甘平，有補中益氣、利小便的功效，是脫肛、慢性腹瀉、子宮脫垂等中氣不足症狀的食療佳品，此外在哺乳期女性多吃點豌豆可增加奶量。

對於小孩了來說，豌豆內的葉酸，可促進紅血球生成及腦部的發育；並含多種礦物質，如鉀能調節心臟、肌肉機能，鎂、鈣、磷是骨骼和牙齒的組成成分，銅與造血、腦有關，對兒童而言這些都是不可或缺的元素；豌豆的其他成分如維生素B_1、B_2、蛋白質、胡蘿蔔素等，則與增強免疫力、防癌、消除疲勞有關。

選購與食用

豌豆的莢果扁圓形表示正值最佳的成熟度，手握一把時嚓嚓作響表示新鮮度高。

豌豆莢以豆莢扁平顏色脆綠，豆粒部位未明顯凸起，無病蟲害、斑點，完整無損傷，莢筋越短細者為佳。

豌豆仁以豆仁完整、大小一致，且無泡水或染色為佳。泡水豆仁食用時會變得堅硬而不細嫩柔軟，並且失去甜味。

豌豆莢可以保鮮袋冷藏保存約1個月；豌豆仁則可冷凍保存，用加了1小匙鹽的沸水氽燙約1分鐘，撈出後放入冷水中降溫，放入冰箱可保存半年不變質。

烹煮豌豆注意必須煮熟、煮透。

豌豆吃多了容易腹脹，消化不良者不宜大量食用。

豌豆屬於中度嘌呤含量（每100公克中含50～150毫克），痛風病人應少食用。

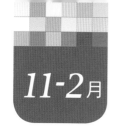

11-2月 橘子 促進食慾、振奮精神

產地：新竹、苗栗、嘉義

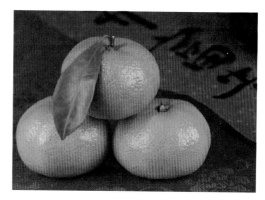

　　橘子是秋冬季常見的水果，橘子全顆都是寶，果皮（橘皮或陳皮）、果皮的外層紅色部分（橘紅）、內層白色部分（橘白）、果皮內層的筋絡（橘絡）、種子（橘核），都是常用的中藥材。

　　橘子中的多種有機酸、維生素，對調節新陳代謝等生理機能有很大的幫助。橘子對葡萄球菌有抑制作用，可使血壓升高，興奮心臟，並能抑制胃腸、子宮蠕動，還可降低毛細血管的脆性，減少微血管出血。

　　橘子能促進食慾、振奮精神、調節體液，還有美容作用。老年人及心血管患者都很適合吃橘子。中醫認為，橘子性味甘酸平，功效為開胃理氣、生津止渴、潤肺化痰。通用於脾胃氣滯、食慾不振、胃脘作脹，或飲食積滯、噁心嘔吐、妊娠嘔吐、肺胃蘊熱、胸膈痞滿、咳嗽痰多等症。

　　將橘子直接放在小火上烤，並不斷翻動，烤到橘皮發黑，並從橘子裏冒出熱氣即可。烤橘子性溫，有化痰止咳的作用，吃了烤橘子後痰液的量會明顯減少，鎮咳作用明顯。

選購與食用

🛒 選購橘子以果皮完整、顏色鮮艷、沒有斑痕、成熟適度、果體堅實、無斑點、水分充盈、無腐爛、蟲咬或破傷為佳。

🧼 應清洗後再剝皮。

受凍結冰的橘子會脫水，黴菌易入侵，食用後易引起嘔吐、腹瀉。

⚠️ 橘子性冷，雖有止渴潤肺之功，但風寒咳嗽及有痰飲者忌食。

糖尿病患者、患有胃潰瘍和泌尿系結石者勿食。

橘子含有多量的有機酸，為避免其對胃黏膜產生刺激而引起不適，最好不要空腹吃橘子。橘子多吃對口腔和牙齒有害。

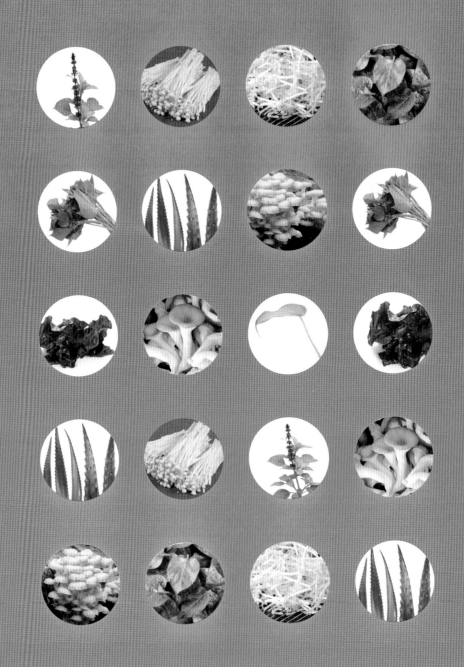

Part 7 全年可買
的蔬果

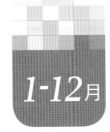

1-12月 九層塔 行氣、消食的辛香料

產地：雲林

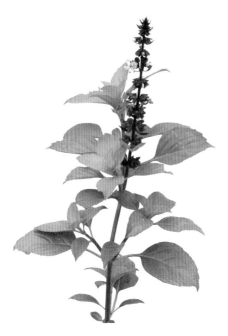

九層塔別名「千層塔」、「羅勒」，它因花數朵簇生在莖枝上部的節上，間斷排列成5～9層而得名，九層塔在海產料理的使用十分普遍，具有去腥增香氣的效果，是義大利菜中常用的香料，臺灣的三杯料理也用得上。九層塔擁有濃鬱的香味，被稱做「香草王者」。

九層塔性味辛溫，全草含精油、皂素，莖葉有疏風行氣、化濕消食、活血解毒的功能，治外感頭痛、食脹氣滯、脘痛、泄瀉、月經不調、蛇蟲咬傷及皮膚濕瘡。《本草綱目》認為，九層塔是婦科良藥，可使分娩前後血行良好，治胃痙攣、腎臟病。

九層塔葉可治毒疔毒瘡、跌打損傷，將葉搗爛敷患部，具有消炎止痛之效；煎蛋食用可治胃痙攣、風濕症或老年人腰痠背痛；根或枝莖清燉瘦肉，可治婦女病。嫩葉煮蛋花湯或煎蛋食用具行血、益氣的功效。在民間藥用上，認為紫枝品種比綠枝品種的效果更好。

<table>
<tr><td rowspan="6">選購與食用</td></tr>
<tr><td>選購鮮脆亮麗、無爛葉、無斷枝、不垂軟的九層塔。
九層塔的保鮮期很短，只有2～3天，放久會變黑，應儘快食用。</td></tr>
<tr><td>九層塔煮得過分熟爛，芳香精油極易揮散，最好在起鍋後再適量調配，熱湯一燙即可食用。</td></tr>
<tr><td>氣虛血燥者慎食用九層塔。
九層塔具有感光性，過量食用會使皮膚日曬後容易產生斑點，這類的蔬菜還有韭菜、香菜、紅豆等。
九層塔行血，懷孕婦女最好不要吃或少吃。</td></tr>
</table>

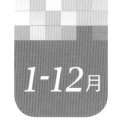

1-12月 小白菜 能緩解精神緊張，考試前必吃

產地：雲林

小白菜原產於中國，已有數千年的栽培歷史。市場上常見的青江菜（或稱青江白菜）其實就是小白菜的變種，葉柄呈綠色而非白色，而大白菜（結球白菜）也有相同的屬性，因此在食用上三者的功能相近。

小白菜含鈣、維生素C及胡蘿蔔素等，是蔬菜中含礦物質和維生素豐富的蔬菜，礦物質能夠促進骨骼和牙齒的發育，加速人體的新陳代謝和增強身體的造血功能，胡蘿蔔素、菸鹼酸等營養成分，也是維持生命活動的重要物質。

常吃小白菜可美化肌膚，體內熱重者，若常感津液不足、唇舌乾燥而產生牙齦腫脹或牙縫出血，喉頭作梗等現象，此時可多吃小白菜，便能逐漸消除內火，並兼防皮膚病。考試前多吃小白菜，能緩解精神緊張，有助於保持平靜的心情。

中醫認為，小白菜性味甘平、微寒，無毒，具有清熱解煩、利尿解毒的功效。小白菜清肺熱、通利腸胃，適合肺熱咳嗽兼有便秘者；生津止渴、消食下氣，治熱病津傷口渴、消渴（糖尿病）、食滯脹滿。

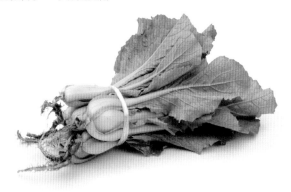

選購與食用

🛒 選購時以鮮翠亮麗、全株葉片完整、堅挺不枯萎、葉片葉柄肥厚為佳。
小白菜包裹後冷藏只能維持2～3天，如果連根一起冷藏，則可稍延2天。

🍴 如果葉株乾萎未枯黃的話，可放在清水中約半小時，可以恢復鮮綠。
小白菜不宜生食。

⚠️ 脾胃虛寒、大便溏薄者，不宜多食。

1-12月 山茼蒿 降壓利尿 鮮美勝過茼蒿的野菜

產地：臺北、新竹、臺中

　　山茼蒿又稱為「飛機草」、「太子草」，相傳是日據期間，日本皇太子為慮及二戰期間的食物補給問題，而下令以飛機在臺灣上空遍撒山茼蒿種子而得名，山茼蒿的味道比茼蒿濃烈很多，是一種味道鮮美、香氣特殊的野菜。

　　山茼蒿性寒、味甘，有解熱、涼血、利尿、通便等功效，主治高血壓、頭痛、吐血、便祕、小便不利、水腫、肝硬化等症，亦可外敷腫毒之症。山茼蒿所含粗纖維有助腸道蠕動，促進排便，達到通腑利腸的目的，此外，山茼蒿氣味芬芳，可以消痰開鬱，所含的精油，具有降血壓、補腦的作用。

　　山茼蒿雖然一年四季都有產，但是特別是春至秋季產量較多，價格也很便宜，因屬野菜，農藥的使用也相對減少，喜歡茼蒿香氣的人，也可以用山茼蒿代替。

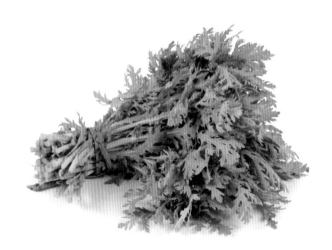

選購與食用

🛒 挑選山茼蒿時可選擇葉片較小的品種，口感也會較細嫩。冷藏保存時一定要先將洗淨的葉片瀝乾水分，再裝進塑膠袋中綁好。

🍴 山茼蒿的料理很簡單，將山茼蒿洗淨，切小段後放入滾水中燙熟，撈出瀝乾水分，再與蒜泥及調味料充分拌勻即可食用。

⚠ 山茼蒿性寒滑利，所以體質虛弱、脾胃虛寒、大便溏泄者，不宜多食。

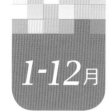

1-12月 川七 滋補、壯腰膝的蔬菜

產地：臺北、苗栗

　　川七又稱「藤三七」、「洋落葵」、「雲南白藥」，原產於巴西。川七肉質肥厚呈心型、光滑無毛，味道微苦，食用時脆而略有黏滑感，有點像皇宮菜，但是卻沒有皇宮菜的特殊菜味，口感較佳。

　　川七耐旱耐水淹，極易生長繁殖，不易發生蟲害，因此農藥的使用量很少，甚至可以不用農藥，較無農藥殘留問題。川七全年可採收，尤其以春、夏二季更是嘗鮮的好時節。

　　中醫認為，川七性溫味微苦、無毒，具有滋補、壯腰膝、消腫散瘀及活血等功效，可用於治療習慣性便秘、牙痛、外傷出血、尿毒及腫毒。一般也可當作健胃保肝、抗炎、骨折、跌打損傷、病後體弱、無名腫毒、風寒濕痺、關節腫痛等症狀的偏方使用，也有人將其當作治療糖尿病的偏方。若將其鮮葉搗爛可以外敷，用來治跌打扭傷、骨折、瘡癤、無名腫毒、新傷外傷、腳生瘤等病症。

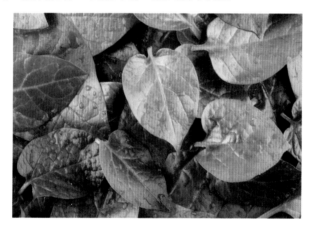

選購與食用

- 選購川七時以葉片大而肥厚，深綠無病斑者為佳，存放時一般放入塑膠袋，冰箱冷藏，可保存約一星期。
- 川七以胡麻油、薑絲大火快炒或以大蒜清炒，風味絕佳、滑嫩清脆，也可以與肉絲、蛋、腰花或天婦羅同炒，風味亦佳。

全年可買的蔬果 | 223

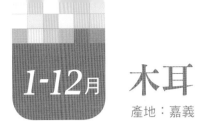

1-12月 木耳 防脂肪肝先鋒

產地：嘉義

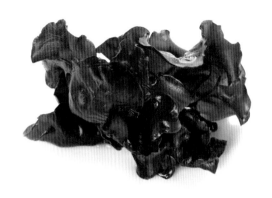

木耳因為形狀像耳朵，又原生於樹上而得名，木耳是菌菇的一種，口感爽脆，很多菜餚裡都可見它的蹤影。早在秦漢時期，人們就已知道木耳有活血、止血的食療價值。

木耳營養豐富，蛋白質含量是牛奶的6倍，因此被稱為「素中之葷」，礦物質、維生素和纖維素含量也不少。研究證實，木耳具有預防動脈粥樣硬化的功效。木耳含鐵、鈣，有補血的功能，能預防白髮及掉髮；其所含的卵磷脂成分可抗衰老，適合癌症病人、中老年高血壓、動脈硬化患者食用。

木耳又叫「雲耳」、「樹耳」，中醫認為木耳性味甘並平，具有滋補強壯、和血止血、潤肺生津、補腦強心、滋陰養胃的功效。可用於虛勞、產後抽筋、糖尿病、痔瘡、便秘、高血壓病、動脈硬化症、貧血、泄瀉和冠心病者。

由於飲食習慣不佳，男性罹患脂肪肝的比例逐年上升，而脂肪肝有致肝硬化、肝癌的危險，木耳所含纖維素及膠質，能促進腸胃蠕動，促使腸道脂肪排泄，減少脂肪吸收，不僅可防肥胖還可預防脂肪肝。

俗話說「十男九痔」，木耳除可促進排便，還對痔瘡出血有效，所以久坐不動的男性或上班族，要多吃木耳。

選購與食用

- ❌ 選購具光澤、厚而有彈性的木耳，將木耳對折擠壓不斷裂者，才是新鮮木耳，皺摺較多的是較老的木耳。
  木耳背面覆有一層白色粉末，是新鮮木耳的指標，並非農藥殘留。
- 🍳 乾木耳漲發時記得要用冷水漲發。
- ❗ 氣虛、大便滑瀉的人慎食。

1-12月 芋橫 纖維素高

產地：苗栗、臺中、高雄、屏東

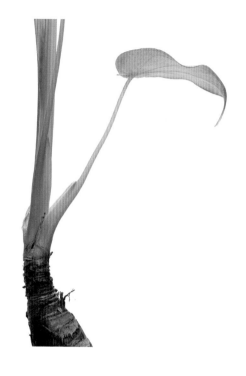

芋橫別名「芋拐」、「芋葉柄」，芋橫就是芋頭的葉柄部分，是採收芋頭時的副產品，除有惜物之意，也不失為一道特殊的蔬菜，黏滑爽口，口感頗似煮軟的茄子，芋橫常和鳳梨、豆瓣等一起烹煮別具滋味，是農村地區常見的菜餚。

芋頭的幼嫩葉柄含有多量的鈣、磷、鐵及維生素A、C，並且含有大量的纖維素，性平味甘辛，有消瘰散結、調中氣、利水等功效，亦可治淋巴結腫大、腫毒、牛皮癬等症。

市售的芋橫是一整株販售的，葉子已經去除，底部帶著一小塊芋頭。烹煮時先切下底部的小芋頭部分，再將每一根葉柄分開洗淨，因為葉柄常夾雜泥土或爛葉，接著將外皮撕去，分切成小段。

芋橫含有較多的草酸鈣，烹煮時要久一點，以免吃起來會咬嘴（嘴麻）。芋橫纖維較粗，料理時務必除去外皮。此外，芋橫不宜久食常食，腎功能異常者應避免食用。

選購與食用

- 選購時以鮮翠亮麗、不垂軟、肥厚多汁、表皮光滑無皺的芋橫，芋橫應儘快食用，以免因失去水分而變質。
- 姑婆芋長相與芋頭類似，全株有毒，根、莖、葉皆不可食，切勿自行採摘避免誤食。

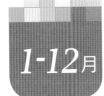

1-12月 地瓜葉 消脂的健康蔬菜

產地：雲林

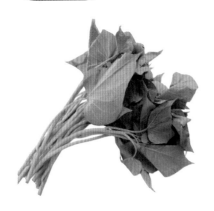

地瓜葉又名「甘藷葉」，地瓜原產於熱帶美洲，明朝時從菲律賓引入，地瓜葉過去是鄉下養豬的飼料之一，今日搖身一變成為現代人的健康選擇，地瓜葉名列「聯合國亞洲蔬菜研究發展中心」十大抗氧化蔬菜之一，在日本、美國也被列為「長壽食品」。

地瓜葉是營養豐富的保健蔬菜，與菠菜、韭菜等14種常食蔬菜相比，蛋白質、胡蘿蔔素、鈣、磷、鐵及維生素C等含量均占首位。

地瓜葉口感近空心菜，但質地較為柔軟。地瓜葉纖維質地柔細、不苦澀，容易有飽足感，又能促進胃腸蠕動，可有效預防預防便祕、減少痔瘡、大腸癌之罹患。

中醫認為，地瓜葉性味甘平、無毒，地瓜葉中的草酸等不良物質的含量不高，是一種優良的深色蔬菜，熱量低，有助於減少熱量的攝取，利於糖尿病患者的血糖控制，又能降低膽固醇，增加油脂之排出的功能。

飲食佳餚

青白地瓜葉冬粉湯

食材：地瓜葉半斤、紅蘿蔔1/2條、豆腐1塊、冬粉、海帶粉、白胡椒、太白粉、香油

作法：將地瓜葉洗淨用開水汆燙一下，再沖冷去水分切末；豆腐、紅蘿蔔切小丁，冬粉一把泡軟切成小段備用，放入高湯煮開再添加紅蘿蔔、豆腐、海帶粉和少許白胡椒粉煮開，最後添加地瓜葉、粉絲、太白粉淋上香油即可。這道菜適合面臨升學壓力的高、國中生，既可提供足量的胡蘿蔔素、鈣質，也可補充熱量。

選購與食用

- 選購葉片完整、寬大肥厚、質地細嫩的地瓜葉為佳。
- 地瓜葉烹煮的時間過久，不僅會變色，也會破壞葉綠素。
- 地瓜葉屬生冷食物，虛冷體質、常拉肚子的人要少吃。
  腎病患者不宜食用地瓜葉。

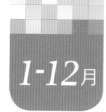

1-12月 秀珍菇 對腸胃潰瘍有幫助

產地：臺中、南投

秀珍菇別名「平菇」，形狀像蠔（牡蠣），所以又稱為「蠔菇」，秀珍菇和杏鮑菇的外型相似，但是體型較嬌小，秀珍菇質地細緻、甘脆可口，有別於杏鮑菇。

常吃菇類對健康有益，因為這類食物性質平和，不寒不燥，適合各種體質的人食用。菇類所含的胺基酸種類齊全，囊括了人體所需的8種必需胺基酸，而其所含的維生素也是一般蔬菜無法比擬的，其蛋白質的含量約為一般蔬果的3～6倍，因此被營養學家視為「蔬菜牛排」。

秀珍菇性平味甘，具益氣、清神、理腸胃之功效，有助於治療肝炎、胃潰瘍、十二指腸潰瘍、慢性胃炎、軟骨病、神經機能紊亂及腫瘤等疾病，還有降血壓、預防動脈硬化之功效。

研究發現，秀珍菇所含的多醣類可以提高免疫力，對於腫瘤有較強的抑制作用，而且對於婦女更年期症候群的緩解有幫助。秀珍菇適合脾胃氣虛、食慾不振、癌症、糖尿病、肥胖症、高血壓、高血脂、動脈硬化、手足麻木、胃及十二指腸潰瘍的人食用。

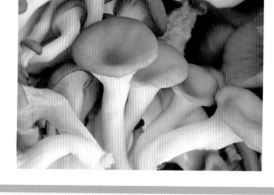

選購與食用

🍄 選購秀珍菇時應注意是否具有彈性，若輕輕一壓即陷下去，表示較不新鮮。買回家的秀珍菇要冷藏，以確保新鮮。

🍄 將秀珍菇汆燙後撈起，放入冰水中冰鎮5分鐘撈出，瀝乾水分加鹽、香油、青椒、杏仁片，略拌一下即可，這樣就是一道可口的低熱量沙拉。

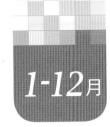

1-12月 金針菇 益智健腦 火鍋好材料

產地：臺中

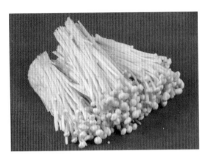

金針菇鮮美的味道和嫩滑的口感，為火鍋食材及湯汁增色不少，新鮮金針菇呈象牙白，質地清脆久煮不爛，是冬天火鍋的寵兒、必備的食材。金針菇終年皆有生產，已成為大眾化美味食物，夏天用來涼拌、煮湯、炒食也非常受歡迎。

金針菇又名「金菇」、「益智菇」，是一種營養豐富又能祛病強身的優質食物。金針菇的蛋白質含量很高，所含18種胺基酸中，有8種是人體必需的。胺基酸總量佔金針菇乾重的20％左右，胺基酸總量高於其他菇類，其中的離胺酸特別有利於兒童骨骼成長和智力發育，這也是它被叫做益智菇的主要原因；而精胺酸則有利於防治肝臟疾病和胃潰瘍。熱量低，並含有鐵、鈣、鎂、鉀和多種微量元素，及大量維生素B$_1$、B$_2$、C、D等，是營養價值高的食物，也是素食者的首選蔬菜。

研究發現，金針菇中有一種蛋白，可以預防哮喘、鼻炎、濕疹等過敏症，也可以提高免疫力，可預防肥胖、糖尿病、動脈硬化、便秘等症。

中醫認為，金針菇性寒，味鹹，利肝臟、益腸胃、增智慧、抗腫瘤。氣血不足、營養不良、體質虛弱的人宜食用。金針菇柄中含有大量食物纖維，可以吸附膽酸，降低膽固醇，促進胃腸蠕動，常吃對高脂血症患者有幫助。

選購與食用

🛒 選購時先看外包裝密封情況是否良好，包裝袋緊貼著金針菇的較好。如果蒂頭容易脫落或根莖已呈斷裂現象、菇體軟化、褐變，表示品質不佳。此外，如果顏色過於白皙，則有漂白之虞，應避免購買。

❗ 患有紅斑狼瘡或關節炎的病人最好不要常吃，因為吃了金針菇，病情可能會加重。

金針菇為低鈉高鉀的蔬菜，洗腎及腎功能欠佳的民眾也不宜多吃。

脾胃虛寒、拉肚子的人不要吃太多。

中國大陸不肖金針菇罐頭工廠為了保鮮，在生產過程中違法添加吊白塊（漂白劑）、工業鹽、工業硫磺和苯甲酸鈉，嚴重危害消費者健康。

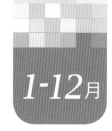

1-12月 皇宮菜 改善夏季便秘

產地：雲林、臺南、宜蘭

　　皇宮菜屬於多年生蔓藤草本，又名「落葵」、「非洲菠菜」。皇宮菜相傳是我國農耕隊員從泰國引進臺灣，這種菜是泰國皇宮御用的菜餚，因此稱它為「皇宮菜」。皇宮菜原產於熱帶亞洲及非洲，目前全省各地都很常見。

　　皇宮菜不僅拿來食用，還可以入藥，被視為滋補、消腫良方，還能兼治尿毒、骨折、糖尿病等。新鮮的皇宮菜可以治習慣性便秘，並有滋補營養的功效。

　　皇宮菜可炒食或煮食，炒食滑嫩可口，風味特殊；也可用熱開水煮熟，撈起後沾醬油、大蒜等佐料食用，味鮮美。

　　皇宮菜含有葡聚糖、黏多糖等特殊成分，在食療上具有清熱滑腸、涼血解毒、利尿通便之效，可治大便秘結、小便短澀、便血、斑疹及疔瘡。外用可消腫退紅，主敷癰疔無名腫毒。

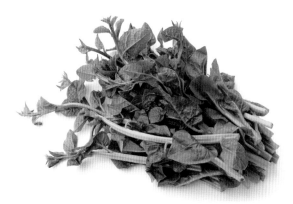

選購與食用

- 選購以莖葉肥厚、幼嫩、新鮮者為佳，莖節最好勿超過3節，節間愈短愈幼嫩。
- 炒食以前先用熱開水燙2分鐘，可除去鮮異味。
  皇宮菜夏天食用較宜，其他季節不宜多吃。
- 皇宮菜性寒，脾胃虛寒的人勿食。
  有習慣性流產史的孕婦，不要吃較好。
  婦女有寒性痛經（經前及行經時小腹冷痛，按之痛甚，經量少，色不鮮有塊）的話，少吃為宜。

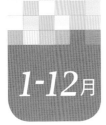

1-12月 珊瑚菇 增強免疫力的黃金菇

產地：嘉義

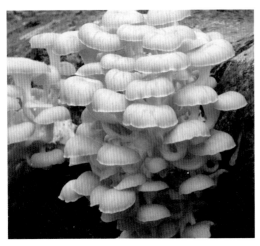

珊瑚菇又稱「金頂蘑」、「玉皇菇」、「黃金菇」，珊瑚菇由於菇體叢生或疊生，連成一片，因外型與珊瑚相似而得名。珊瑚菇帶有草黃色至鮮艷的黃色，表面光滑，邊緣內卷，薄而脆且易破裂，香味濃鬱、口感脆嫩。

珊瑚菇含有蛋白質、胺基酸、脂肪、碳水化合物以及多種維生素，銅、錳、鋅等礦物質含量也很豐富，是一種味美、食藥兩用的菇類。

珊瑚菇性味甘溫，具有滋補健身、化痰定喘、平肝健胃、降壓減脂的功效，可用來治虛弱痿症、痢疾等，對於腎虛陽痿的改善有幫助。研究發現，從珊瑚菇子實體萃取分離的多醣體，具有抗腫瘤的效用，對免疫系統和細胞免疫的功能均有增強的作用。

珊瑚菇是一種美味的食用菇類，快炒、煮湯、當火鍋料都好吃。《本草綱目》認為，「菇蕈味甘無毒，主益腸胃、化痰、理氣」，理氣（調理氣血）即調節人體循環免疫系統的抗病能力，食用菇類既便宜又易得，每日適量攝食，便有保護身體免疫機能之效。

食用菇類的蛋白質含量不輸給肉類，且無膽固醇、高脂肪等害處，是素食者及腸胃較弱者及補充蛋白質的首選食物。

選購與食用

選購珊瑚菇時以菌傘大小適中、菌柄肥厚、色澤粉黃或鮮黃的為佳。

老熟之後的珊瑚菇，味道會因為太濃而不好聞，珊瑚菇久放會變黑，宜儘快食用。

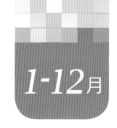

1-12月 苜蓿芽 最小的芽菜 有效降膽固醇

產地：桃園、苗栗

　　苜蓿芽又稱為「西洋芽菜」，苜蓿芽盛產於美國、澳洲與中南美等地，苜蓿是豆科植物中最小的一種，近年來生食苜蓿芽已蔚為風氣，苜蓿芽具有特殊的香味，爽脆可口，常是生菜沙拉、三明治中不可或缺的蔬菜。

　　苜蓿芽是一種熱量低、纖維量高的食物，含有維生素A、C、K、鈣、鉀、鐵質，還有一些蛋白質及脂肪、澱粉及蛋白質等的分解酶。

　　苜蓿芽具有治療消化不良、減輕貧血症狀、促進食慾、改善膀胱炎、減輕體內水分滯留等效用；還能使人類血液裡的總膽固醇和壞膽固醇（LDL）含量下降，可防治動脈粥樣硬化。

　　苜蓿芽除了生吃外，也可以炒來吃，或煮味噌湯別具風味，而且久煮不爛。

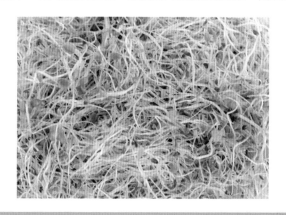

選購與食用

- 選購苜蓿芽時以芽體均勻完整、清潔、色澤鮮明者為佳。若長短不一、斷裂或呈褐色，則品質不良。若子葉過大或太老，纖維化程度過高，則口感不佳。

　放置冰箱可保存數日，但是會逐漸纖維化（老化），宜儘早食用。

- 雖無相關科學文獻資料顯示苜蓿芽會引發自體免疫疾病，但有免疫問題的人，仍應謹慎食用。

　苜蓿芽屬於豆類的芽菜，有痛風的人，吃太多恐怕會造成負擔。

　生的苜蓿芽可能含有致病性細菌，如沙門氏菌，孩童、老年人、免疫力不好如癌症、糖尿病、尿毒症、肝硬化病患，最好不要生吃太多生苜蓿芽，應以熟食為主。

　苜蓿含有維生素K，具有抗凝血作用，服用抗凝血劑（如Warfarin）時不要食用。

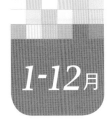

1-12月 黃豆芽 營養更勝黃豆 解決維生素B₂缺乏

產地：苗栗、臺中

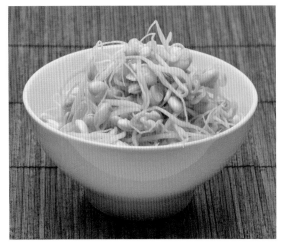

黃豆芽的蛋白質利用率較黃豆要高。黃豆在發芽過程中，更多的營養元素被釋放出來，更利於人體吸收，營養更勝一籌。

黃豆是營養豐富的豆類，發芽後由於酵素的作用，會促使植酸分解，產生更多的磷、鋅、胡蘿蔔素、維生素B_2、B_{12}和葉酸，而且黃豆芽沒有豆類不易消化的缺點。

春天是維生素B_2缺乏症的多發季節，春天多吃些黃豆芽可以有效地防治維生素B_2缺乏症。黃豆芽能減少體內乳酸堆積，治療神經衰弱，消除疲勞。黃豆芽還能保護皮膚和毛細血管，防止小動脈硬化，防治老年高血壓。

黃豆芽還是美容食品，常吃黃豆芽能營養毛髮，使頭髮保持烏黑光亮，對面部雀斑亦有較好的淡化效果。吃黃豆芽對青少年生長發育、預防貧血等大有好處。

中醫認為，黃豆芽味甘性寒，有利濕熱、通便秘、滋補潤燥、利尿祛風及抗癲癇的功能。不但適合癌症、便秘、痔瘡、癲癇患者食用，也適合妊娠引起的高血壓、矽肺症及肥胖者來食用。

選購與食用

- 選購新鮮、莖粗大、鮮翠不枯黃的黃豆芽，過長或太短的都不好。
  黃豆芽保存時，可泡在乾淨的清水中，並時時更換之。
- 烹煮黃豆芽時，如果明顯變黃的話，可在起鍋前加一點食用醋，色澤較佳。
- 黃豆芽性寒，脾胃虛寒、腹瀉便溏者勿食用。
  痛風患者慎食。

1-12月 綠豆芽 芽菜首選 清熱解酒毒

產地：桃園、苗栗

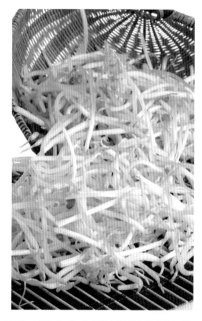

食用芽菜是近年來的新時尚，芽菜中以綠豆芽最便宜而且營養豐富。《本草綱目》認為，綠豆芽「諸豆生芽，皆腥韌不堪，惟此豆之芽，白美獨異」。綠豆在發芽過程中，維生素C會增加，而且部分蛋白質也會分解為每個人所需的胺基酸，其量是綠豆原含量的7倍，所以綠豆芽的營養價值比綠豆還要大。

據說第二次世界大戰中，美國海軍因無意中吃了受潮發芽的綠豆，竟治癒了困擾全軍多日的壞血病，這是因為豆芽中含有豐富的維生素C。

綠豆芽中含有核黃素，口腔潰瘍的人很適合食用；綠豆芽富含纖維素，是便秘患者的健康蔬菜，有預防消化道癌症（食道癌、胃癌、直腸癌）的功效。它還有清除血管壁中膽固醇和脂肪的堆積、防止心血管病變的作用；綠豆芽熱量低，是美容瘦身的蔬菜。

中醫認為，綠豆芽性寒味甘，可清熱解毒、利尿除濕、解酒毒熱毒。綠豆芽是祛痰火濕熱的蔬菜，凡體質屬痰火濕熱者，血壓偏高或血脂偏高，而且多嗜菸酒、肥膩者，如果常吃綠豆芽，有清腸胃、解熱毒、潔牙齒的作用。

選購與食用

- 🛒 選購新鮮、莖粗大、脆、不枯黃的綠豆芽。
- 👨‍🍳 綠豆芽性寒，烹調時應配上一點薑絲，可以中和它的寒性。
  烹調時油鹽不宜太多，要儘量保持其清淡的性味和爽口的特點，芽菜下鍋後要迅速翻炒，適當加些醋，才能保存水分及維生素C，口感才好。
- ❗ 綠豆芽纖維較粗，不易消化，且性質偏寒，所以脾胃虛寒之人不宜多食。
  痛風患者不要吃綠豆芽。大病初癒的人要慎食。

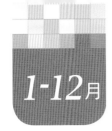

1-12月 蘆薈 保養皮膚的蔬菜

產地：南投、澎湖

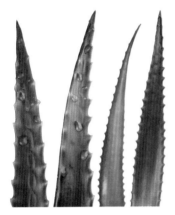

蘆薈別名「油蔥」、「狼牙掌」，原產於非洲及地中海附近的乾燥地區。蘆薈是一種中藥，係葉中的液汁經濃縮的乾燥品，而拿來食用的是新鮮的蘆薈。

蘆薈的食用部位，主要是成熟的肥厚葉片，葉片表皮的綠色組織，會分泌蘆薈素等瀉下成分，這些成分具有苦味，常用於健胃及輕瀉劑；中央的葉肉組織，透明的膠狀物質，含多種礦物質、胺基酸、及維生素 A、B$_2$、C 等。

蘆薈所含的黏液質，可防止老化、調節皮膚水分、清除粉刺；蘆薈和有機酸能阻止黑色素的合成，提高膠原蛋白的合成；蘆薈中的多醣類和維生素對皮膚則有增白、滋潤、營養等作用。

中醫認為，蘆薈味極苦，性大寒，功能為瀉下、殺蟲、清熱。主治腸熱便秘、五痔、蟲積、疥癬、胸膈煩熱等症。蘆薈可內服兼外用，用來治療失眠、胃腸炎、肝病、糖尿病、高血壓、神經痛、氣喘、燒傷及潰瘍等。亦適合熱結便秘、大便不通者及肝火上炎的目赤腫痛者食用。

蘆薈的食用法，以葉片去皮生食，最為普遍，因為具有苦味，也可削皮打成果汁，加蜂蜜、橘子汁，或與肉類、蛤蜊同煮，風味獨特。

選購與食用

- 蘆薈市場上偶爾可見，可選購葉子肥厚、多汁、新鮮的。
- 孕婦不宜食用蘆薈，以免引起流產。
  脾胃虛寒、便溏腹瀉、胃寒疼痛者勿食。
  可以食用的蘆薈只有少數幾個品種，對植物不熟悉的人不要隨意採食。
  蘆薈食用過多可能發生中毒，常見有噁心、嘔吐及劇烈的腹痛、腹瀉、出血性胃炎等。不要長期食用。
  對蘆薈食品有過敏反應者也應禁食。

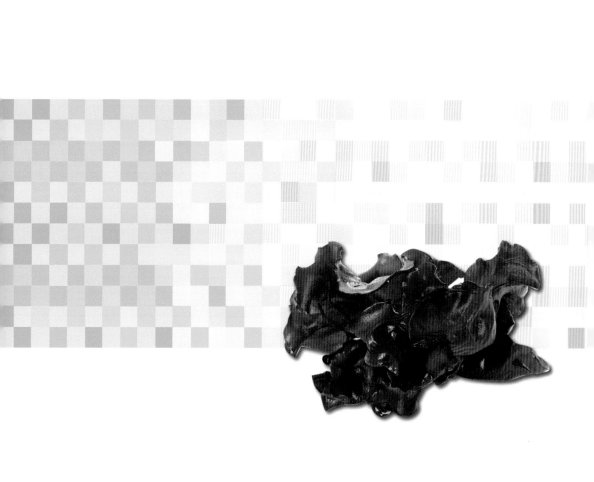

國家圖書館出版品預行編目資料

何食能安心：擁抱當令鮮蔬果／顧祐瑞著.
--二版.--臺北市：書泉,2014.01
　　面：　公分
ISBN 978-986-121-878-6（平裝）
1.果菜類　2.健康飲食
411.3　　　　　　　　　　102022149

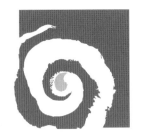

3Q13

何食能安心：
擁抱當令鮮蔬果

作　　　者 ─ 顧祐瑞（423.2）

發 行 人 ─ 楊榮川

總 編 輯 ─ 王翠華

主　　編 ─ 王俐文

責任編輯 ─ 金明芬

封面設計 ─ 劉好音

出 版 者 ─ 書泉出版社

地　　址：106台北市大安區和平東路二段339號4樓

電　　話：(02)2705-5066　　傳　真：(02)2706-6100

網　　址：http://www.wunan.com.tw

電子郵件：shuchuan@shuchuan.com.tw

劃撥帳號：01303853

戶　　名：書泉出版社

台中市駐區辦公室/台中市中區中山路6號

電　　話：(04)2223-0891　　傳　真：(04)2223-3549

高雄市駐區辦公室/高雄市新興區中山一路290號

電　　話：(07)2358-702　　傳　真：(07)2350-236

總 經 銷：朝日文化事業有限公司

電　　話：(02)2249-7714

地　　址：新北市中和區僑安街15巷1號7樓

法律顧問　林勝安律師事務所　林勝安律師

出版日期　2012年10月初版一刷
　　　　　2014年 1 月二版一刷

定　　價　新臺幣350元